30일 5분 달리기

"내가 할 수 없다고 생각했던 달리기를 할 수 있어서
스스로 뿌듯하고 기특했다!"

제제 님

> "달리러 나가는 데 더 이상
> 망설임이 없어졌다."
>
> 박희라 님

"내가 생각했던 한계를
계속 깨 나가는 기분이 좋다."

Joyce 님

> "러닝에 대한 부담이 없어졌다."
>
> 이민승 님

"달린다는 것이 나에게 무척 낯설게 느껴지는
행위였는데, 뭔가 연결된 느낌을 받을 때가 있었다.
아주 오래전부터 달려 온 인류와."

김민경 님

> "운동화를 신고 달리러 나가는
> 행동 자체가 나에게 찾아온 가장 큰
> 변화였다. 생각만 했던 것을 행동으로
> 옮길 수 있다는 가능성을 얻었다."
>
> 강선진 님

"시작하지 않았다면 몰랐을 즐거움."

김형은 님

> "달리기를 즐길 수 있게 되었고,
> 마음의 힘을 빼는 법을 연습할 수 있었다."
> 김선미 님

"5분이라는 낮은 문턱 덕분에
나의 새로운 면을 발견할 수 있었다."

류진 님

> "스스로와의 약속을 지켜 가며
> 몸도 마음도 단단해졌다."
> 박신유 님

"가끔 달리기를 했지만 꾸준히 하지는 못했다.
이 프로그램은 나에게 맞는 달리기를 찾을 수 있도록
부담없는 방식으로 도움을 준다. 무리한 목표를
좇지 않고 짧지만 정해진 시간을 꾸준히 해 나가고
작은 성취를 맛볼 수 있게 한다. 이런 경험은
더 긴 시간과 거리를 달리는 것도 가능할 것 같다는
생각을 품게 해 주었다. 이 프로그램에 참여하는
다른 분들과 소통하며 생각과 경험을 나눈 것도
긍정적인 자극이 되었다."

이준석 님

30일 5분 달리기

정지된 일상을 움직이는 좋은 습관

김성우 지음

HB PRESS

차례

프롤로그 – 누구나 할 수 있는, 해 본 적 없는 달리기

Day 1	내가 할 수 있는 달리기를 하기	24

▸ 미션 #1. 함께 달리기

Day 2	반드시 천천히 달리기	32

▸ 힌트 #1. 무리하지 마세요
▸ 바람 불어도 괜찮으려면 - 계절별 러닝 가이드
▸ 함께 달리는 윤벼리 님 이야기

Day 3	기록의 힘	56

▸ 마인드풀 러닝의 일곱 가지 법칙

Day 4	그냥 호흡에서 코호흡으로	66

▸ 힌트 #2. 코호흡 연습

Day 5	시간을 기준으로 달린다는 것	76

▸ 나의 달리기에서 가장 중요한 것 - 적정 장비 가이드

Day 6	나의 리듬을 찾는, 케이던스	82

▸ 몸은 어떻게 풀죠? - 웜업과 쿨다운 가이드
▸ 함께 달리는 이지나 님 이야기

Day 7	달리기 전에 장착해 보는, 성장 마인드셋	98

▸ 미션 #2. 코호흡하며 편한 속도로 15분 달리기

Day 8	떨어지듯 달리기 ▸ 힌트 #3. 마인드풀 러닝 자세	104
Day 9	놀 듯이 달리기 ▸ 함께 달리는 조윤호 님 이야기	112
Day 10	나의 달리기를 응원해 주는 사람들 ▸ 미션 #3. 응원하며 달리기	126
Day 11	실내에서 달리기 ▸ 힌트 #4. 러닝머신/제자리뛰기	132
Day 12	서두르지 마세요 ▸ 힌트 #5. 오늘은 정말 딱 '5분만' 달려요	138
Day 13	오늘도 감사합니다 ▸ 미션 #4. 감사함 공유하기	146
Day 14	달리기 전후 음식 ▸ 미션 #5. 달리기 전후 음식 정하고 공유하기	152
Day 15	나를 달리게 하는 음악 ▸ 힌트 #6. 나를 달리게 하는 음악 찾기	158

Day 16	꾸준함의 힘		(162)
	▸ 미션 #6. 나의 꾸준한 달리기를 도와주는 것 한 가지		
Day 17	반이나 지났다 vs. 반이나 남았다		(174)
	▸ 미션 #7. '내'가 달리는 이유		
Day 18	달리기에 도움이 되는 움직임들		(178)
	▸ 달리기에 도움이 되는 - 명상, 트레이닝, 보강운동, 킨스트레치 가이드		
Day 19	언덕을 찾아요		(192)
	▸ 힌트 #7. 언덕 달리기		
Day 20	러너의 식습관		(198)
	▸ 마인드풀 러닝 식습관 가이드		
	▸ 힌트 #8. 맛있는 상상을 현실로		
Day 21	욕심과 포기, 부상과 성장통		(210)
	▸ 달리기하면 무릎이 상하지 않나요? - 통증 진단과 처방 가이드		
Day 22	내가 할 수 있는 달리기에 집중하기		(228)
	▸ 힌트 #9. 달리기 전 1분 명상		
	▸ 함께 달리는 한만일 님 이야기		
Day 23	10초 빨리 달리기의 놀라운 효과		(238)

Day 24	아스팔트, 풀밭, 흙, 돌, 맨발… 달리기 어디까지 해 보셨나요? ▸ 미션 #8. 다양한 지면에서 달리기	244
Day 25	놀 듯이 빠르게, 파틀렉 ▸ 힌트 #10. 파틀렉 훈련은 어떻게 할까요?	250
Day 26	한계를 뛰어넘는 달리기 ▸ 미션 #9. 5일 이내에, ___분을 달릴 거야!	262
Day 27	나를 향한 용기와 믿음 ▸ 함께 달리는 이윤주, 염주호 님 이야기	270
Day 28	나에게 맞는 스케줄로 달리기 ▸ 힌트 #11. 4주 스케줄 만들기	290
Day 29	나를 나아가게 하는 한 문장 ▸ 힌트 #12. 달리기 만트라 만들기	298
Day 30	Follow your bliss ▸ 마지막 미션. 달리지 않는 사람과 달리기	306

에필로그 – 우리가 달릴 날들은 앞으로 많이 남아 있습니다.

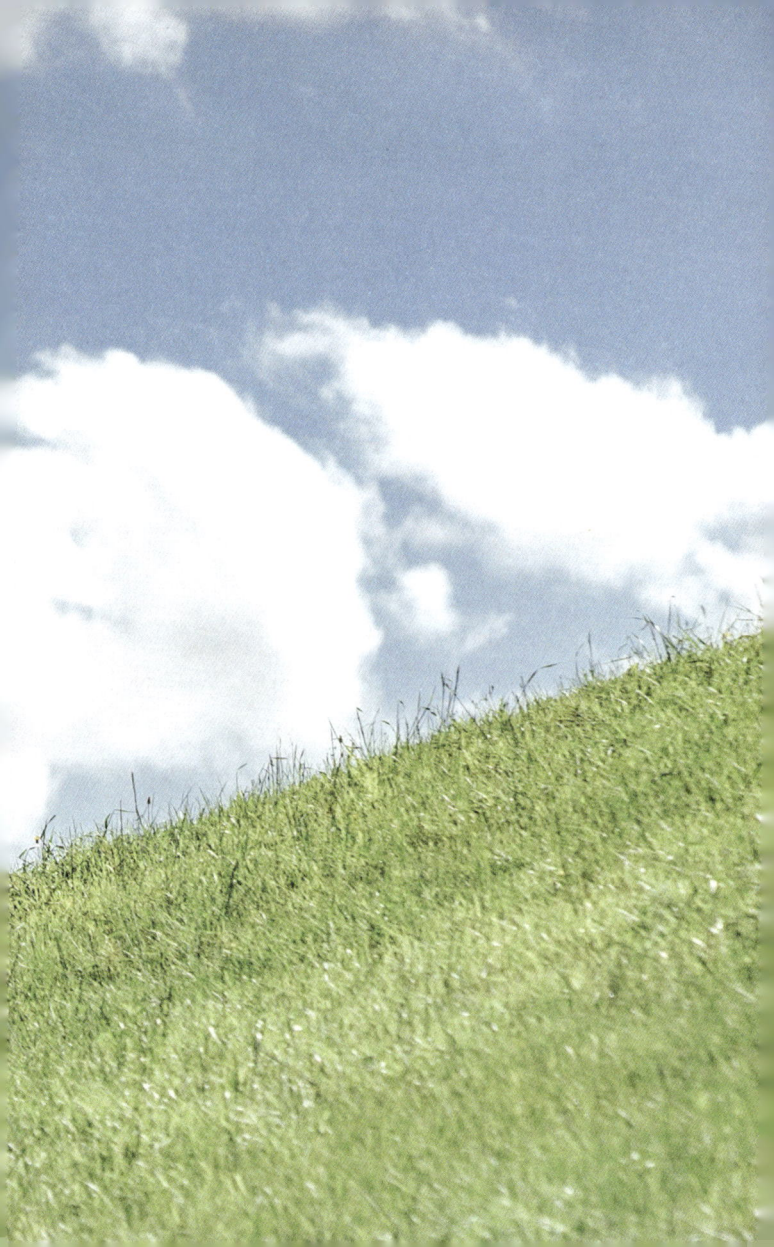

프롤로그:
누구나 할 수 있는, 해 본 적 없는 달리기

막 태어난 아기였을 때 당신은 누워서 우는 것밖에 하지 못했습니다. 하지만 지금은 그때보다 훨씬 더 자유롭게 걷고, 움직일 수 있지요. 한 사람이 자유롭게 움직일 수 있기까지의 과정은 신기하고 경이롭기까지 합니다. 아기였던 당신은 어른들의 가르침 없이 스스로 뒤집고 또 뒤집더니, 팔다리로 스스로를 지탱하고 버팁니다. 수많은 시도 끝에 기어다니는 법을 익히고, 또 수많은 시도 끝에 두 다리로 서고 말지요. 그리고 시키지도 않았는데 이리 뛰고 저리 뛰어다녔을 거예요. 이렇게 '움직임'은 당신의 DNA에 저장된 가장 본능적인 기술 중 하나입니다.

하지만 '어른'이 되는 과정에서 우리는 '움직임'을 멀리하도록 교육받습니다. 가만히 앉아서 책 읽고, 공부하고, 뭔가에 집중해야 합니다. 오래 앉아 있을수록 칭찬을 받습니다. 자연스레 움직임과 달리기는 일상에서 멀어집니다.

특히 달리기에 대한 기억은 학교 체육 시간에 힘들게 억지로 해야 했던 고통스러운 경험으로 남습니다. 어쩌다 달리는 사람들을 보면 '도대체 저 힘든 걸 왜?' 하며 고개를 젓습니다. 그러는 한편 '나도 저렇게 달릴 수 있을까?' 하는 동경의 마음이 들기도 합니다.

제게는 케냐 육상 선수들이 동경의 대상이었습니다. 대학원에서 환경공학을 공부하고 있던 저는 달리기에 푹 빠졌고, 매일 달리는 삶을 살고 싶었습니다. 당시에는 그러려면 육상 선수가 되어야 한다고 생각했고, 세계 최고 수준의 케냐 선수들처럼 달리고 싶었습니다.

처음으로 케냐에 다녀온 후, 그들처럼 달리고 싶은 욕심으로 무리하게 달렸습니다. 그들을 빨리 따라잡고 싶었습니다. 대학원 마지막 학기 중이어서 졸업준비, 취업준비에 더해 일주일에 100km 이상을 달렸더니 결국 몸과 마음이 '완전연소'되는 번아웃이 왔습니다. 막 잠에서 깨어나 '달리러 나가자' 하는데, 몸이 아무런 반응을 하지 않더라고요. 달리기가 아무말 없이 이별 선언을 하고 떠난 거였죠.

다시 달리고 싶었지만, 달려지지가 않았습니다. 마음을 고쳐먹어야 했어요. 그렇게 달리지 못한 6개월 동안 내가 할 수 없는 달리기에 대한 마음을 천천히 내려놓았습니다. 내가 할 수 없는 달리기를 하려고 애쓰고 무리하며 달리는 것보다, 내가 할 수 있는 달리기를 하기로 마음먹었지요. 달리기 선수로 달리기를 하는 삶이 아니어도, 일상에서 매일 달리면서 살 수 있다면 그것으로도 충분하다는 것을 깨달았습니다.

당시 부담없이 달릴 수 있다고 느낀 시간은 15분이었습니다. '15분만 밖으로 나가서 달리기라는 움직임을 다시, 있는 그대로 경험해 보자. 다시 달리기에게 말을 걸어 보자.' 하며 두렵고 설레는 마음을 갖고 밖으로 나가면서 다시 시작할 수 있었습니다.

첫눈이 오는 날에는 무조건 달리러 나가는 버릇이 있습니다. 거의 1년 동안 보지 못한 눈은 정말 반갑습니다. '뽀드득, 뽀드득' 소리를 들으며 달리다 보면 '겨울이구나' 하며 기분이 참 좋습니다. 2020년 겨울의 첫눈은 코로나로 집에만 있던 사람들을 늦은 저녁에 밖으로 나오게 했습니다. 특히 어린 아이들이 많이 보였어요. 눈사람을 만들고, 이리저리 뛰어노는 어린아이들. 그 풍경이 참 좋아서 괜히 혼자 미소를 머금으며 첫눈 달리기를 즐겼습니다.

다시 달리기 시작한 뒤, 육상 선수는 아니지만 매일

달리는 사람으로, 또 '마인드풀 러닝 코치'로 달리기를 나누며 살고 있는데요. 달리기 프로그램들을 진행하면서 많은 분들과 소통하다 보니, 중요한 건 가볍고 쉬운 마음으로 달리기에 접근할 수 있게 돕는 것임을 깨달았습니다. 정말 많은 분들이 달리기에 대한 좋지 않은 기억이 있어서, 두려움과 어려움의 감정이 있더라고요. 달리기를 정말 힘들어하는 사람들도 '이건 나도 할 수 있겠는데? 한번 해 봐야겠다.'는 마음이 들 프로그램을 만들고 싶었습니다. 그렇게 〈30일 5분 달리기〉 프로그램이 만들어졌고, 이렇게 책으로도 자신을 위해 매일 5분 달리는 습관을 나눌 수 있게 되었습니다.

2019년 3월 세계 최고의 육상 캠프에서 다시 제대로 달리는 법을 배우기 위해 저는 생애 두 번째로 케냐행 비행기에 몸을 실었습니다. 지구에서 그 누구보다 빠르게 달리는 케냐 선수들과 함께 살고 달리면서, 그들처럼 달릴 수 있는 비밀을 찾을 수 있기를 바랐습니다. 그래서 알아낸 것은? 우선 그들처럼 달리려면, 케냐나 에티오피아 같은 곳에서 다시 태어나야 합니다. 태어나서 걷고 달릴 수 있게 된 후부터 매일 5~20km 이상을 고지대에서 걷고 달리며 만들어진 그들의 폐와 심장, 골격근 구조와 우아하면서도 파워풀한 움직임이 필요하니까요. 달리기만이 가난에서 벗어날 유일한 가능성이라는 절실한 마음도 서울 출신 20대 후반인 제가 흉내내거나 따라잡을 수 없는 배경이었습니다.

케냐 선수들과 함께 달리며 나는 그들처럼 달릴 수 없지만, 내가 할 수 있는 달리기는 계속 이어나갈 수 있다는 것을 깨달았습니다. 그 누구보다 더 빠르게 달리고 싶어서 달리기를 하는 게 아님을 깨달았습니다. 달리기를 하면 느낄 수 있는 살아 있음의 경이로움, 즐거움, 자유가 좋아서 달리고 있었던 거죠. 달리고 난 후, 몸과 마음이 아주 깨끗해진 상쾌함과 축복의 느낌이 나를 계속 달리게 하고 있었습니다. 달리기는 '나 자신과의 싸움'이 아닌 삶을 더욱 다채롭고 풍요롭게 해 주는 정말 건강한 습관 중 하나였던 것이죠.

'5분만 달려 보세요.'라며 누구에게나 달리기를 권하지는 않습니다. 모두 자신만의 취향과 선호하는 삶의 형태가 있으며, 달리기 말고도 좋은 움직임은 많습니다. 하지만, 달리기를 시작하고 싶었는데 달리기는 항상 어렵고 힘들었다면, 평생 유지할 수 있는 몸과 마음의 건강을 위한 좋은 습관으로 달려 보고 싶다면, 부디 30

일 동안 저와 함께해 보시길 바랍니다. 나만의 달리기를 시작하고 꾸준히 이어나가다 보면, 분명 다채롭고 긍정적인 변화를 경험하실 겁니다.

자, 그럼 30일의 여정을 함께 시작해 볼까요?

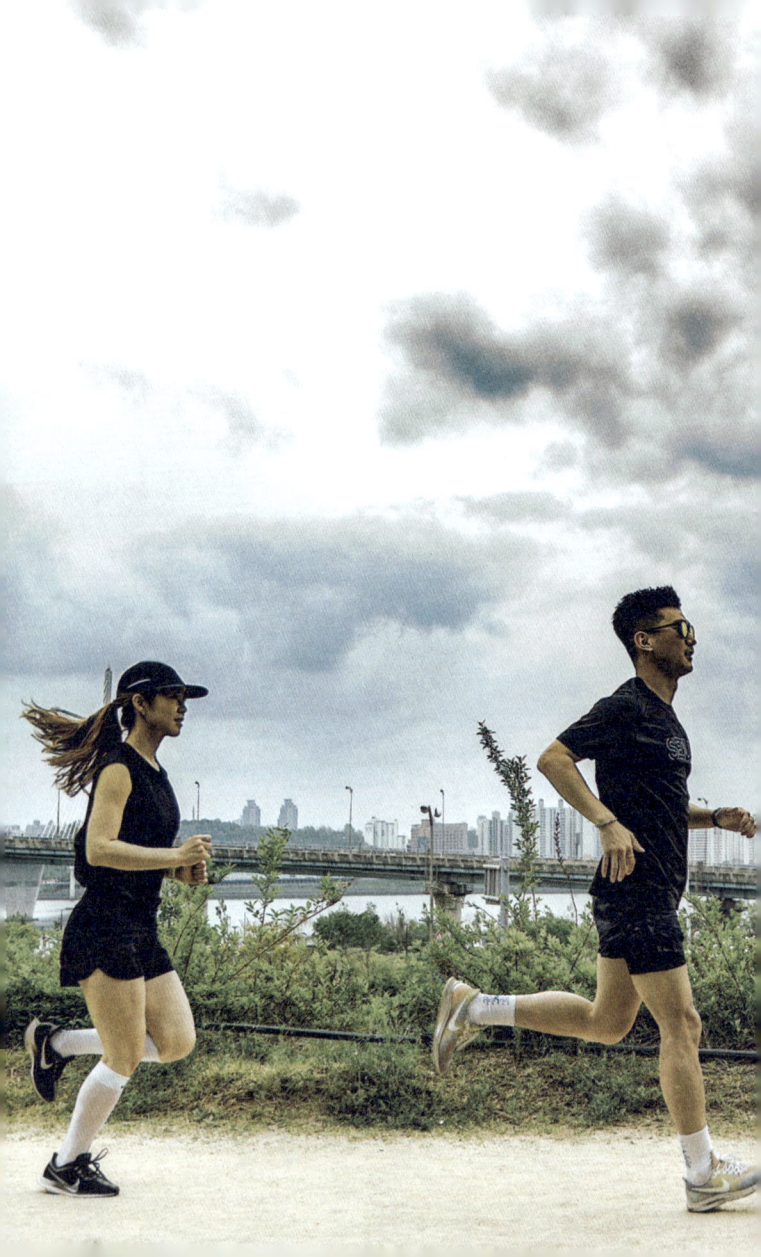

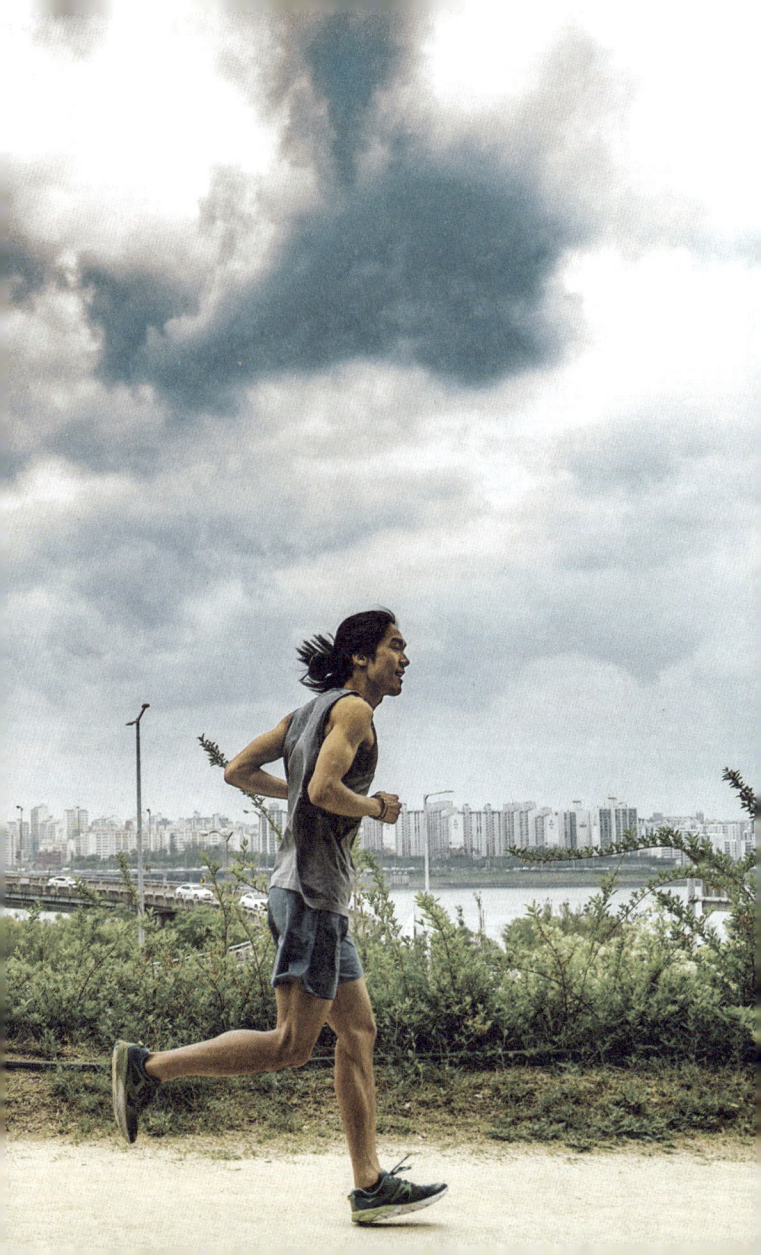

마인드풀 러닝이란?

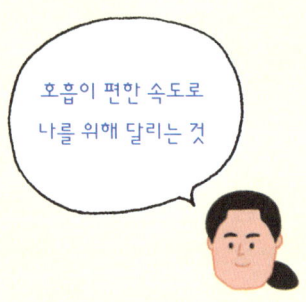

호흡이 편한 속도로
나를 위해 달리는 것

'달리기' 하면 어떤 생각이 드나요? 많은 분들이 숨이 차고 힘들지만 억지로 뛰어가는 모습을 떠올립니다. 학창 시절 체력장 때 등급을 위해 죽을 듯이 달렸던 기억이 떠오른다는 분들도 계십니다. 그런데 사실 우리에게 달리기는 누구한테 배우지 않았어도 스스로 자연스럽게 즐겨 하던 원초적인 움직임입니다. "뛰지 말고 가만히 있어!" 해도 뛰어다니며 노는 아이들을 보면 알 수 있죠. 이렇게 우리 모두 한때 어린아이들처럼 즐겁고 자유롭게 달리곤 했습니다.

좋은 소식은, 지금도 달리고 싶은 마음만 있다면 두려움과 귀차니즘을 이겨내고 다시 달릴 수 있다는 겁니다. '마인드풀 러닝 스쿨'은 달리기가 어렵고 힘든 분들이 즐겁고 가벼운 마음으로 다시 달리기를 시작할 수 있도록 도와드립니다. 작심삼일로 끝나는 달리기가 아니라 평생 유지할 수 있는 꾸준한 달리기 습관을 만들 수 있도록, '호흡이 편한 속도로 나를 위해 달리는' 마인드풀 러닝을 코칭합니다. 무작정 달리는 것이 아니라 나의 호흡이 편한 나만의 속도로, 경쟁이나 기록이 아닌 나의 즐거움과 건강을 위해 달리는 것이죠. 남과 비교하거나 보여주기 위한 달리기는 지양합니다. 달리는 그 순간이 즐거운, 지금 이 순간에 호흡하며 살아 있음을 생생히 경험하는 나의 달리기를 추구합니다.

언제 어디서든, 내 몸과 마음의 건강을 위해 쉽게 할 수 있는 습관으로써 달리기를 익히고 실천해 보세요. 나답게 달리는 법을 익히고 나만의 달리기를 함으로써 내 삶의 페이스와 방향을 내 것으로 가져오세요. 달리면서, 잊고 있었지만 내 안에 있는 자유를 느끼고, 더욱 건강하게 나만의 삶을 살아갈 여유를 얻으시길 바랍니다.

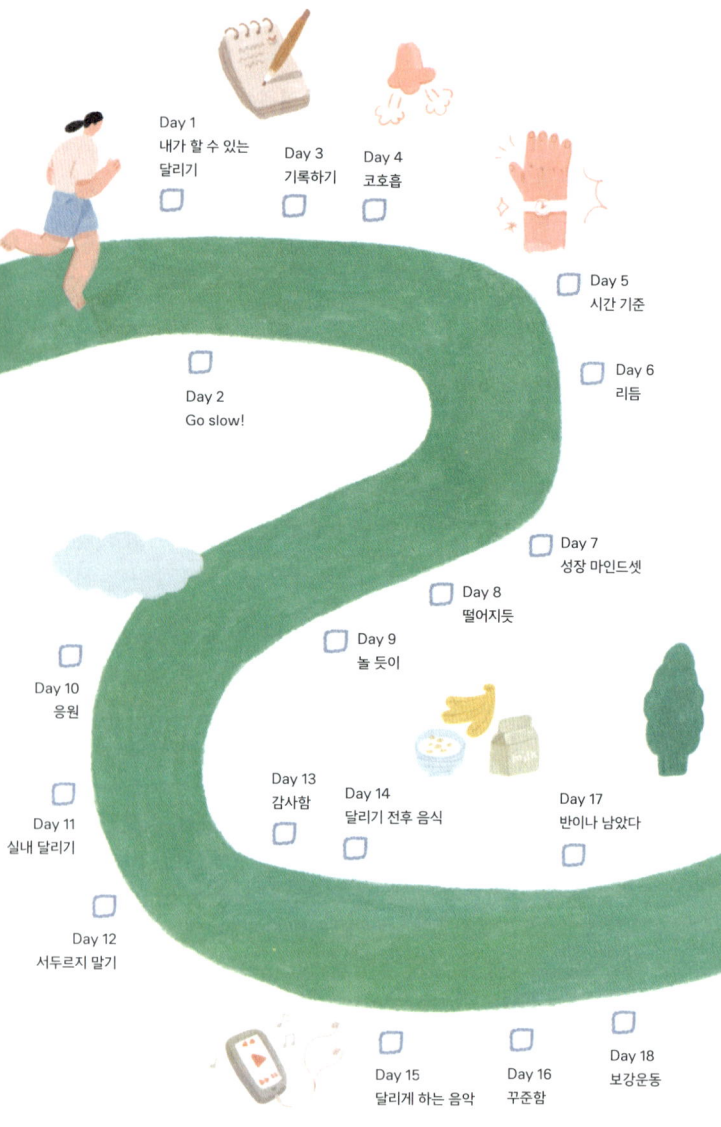

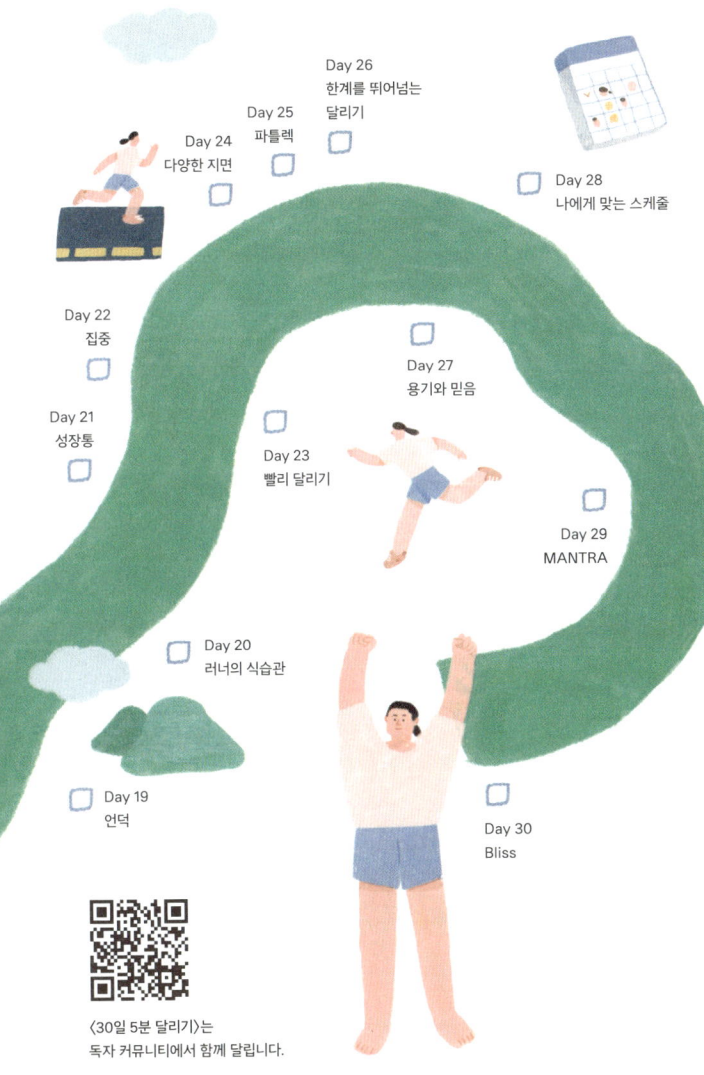

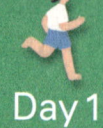

Day 1

내가 할 수 있는 달리기를 하기

"자주, 멀리 달려라.
단, 달리기의 기쁨을 추월하지는 마라."

줄리 이스프로딩, 마라토너

'고작 5분 그거 달린다고 해서 무슨 변화가 있을까?'
'적어도 30분, 1시간은 달려야 달린 거라고 할 수 있지 않을까?'
'5분 달린다고 내 신체나 정신에 변화가 생길까?'

'5분 달리기 정도는 나도 할 수 있지.' 하며 이 책을 펼쳐 들었지만 마음속에는 여러 물음표가 떠다닐지도 모르겠어요. 저도 한때 최소 40분 이상, 혹은 10km 이상 달려야 제대로 된 달리기이고, 운동이 된다고 생각했어요. 그 이하는 달리기가 아니고, 달리기로 인정할 수 없다고 생각했죠. '5분' 달리는 건 생각조차 하지 않았고, 그때의 저에게 누군가 '5분만 달려도 괜찮아!'라고 이야기했다면, 코웃음을 쳤을 겁니다.

당시 저는 달리기에 푹 빠진, 환경공학을 공부하던 대학원생이었는데요. 달리기 실력을 최대한 빨리 늘리고 싶어서 꽤나 서두르고 있었습니다. 엘리트 육상, 마라톤 선수들의 스케줄을 참고하면서, 일주일에 100km 정도를 달리고 있었죠.

'더 빠르게, 더 멀리 달리고 싶다.'

이 생각만을 붙잡고 계속 달렸습니다. 다른 아마추어 선수들의 기록과 나의 실력을 비교하면서, 계속 스스로를 몰아붙였죠. 주말에는 20km 이상의 롱런을 꼭 했고, 근력을 위해 일주일에 세 번 이상 헬스장에서 스쿼트, 데드리프트, 케틀벨 등의 운동을 했습니다. 그러다 보니, 그 즐거움과 자유로움이 좋아서 시작했던 달리기가 갈수록 부담이 되더라고요. 스트레스를 풀어 주던 달리기가 스트레스가 되기 시작했죠. 결국 몸과 마음이 모두 지치면서 달리기 번아웃이 왔습니다.

달리러 나가고 싶은 마음은 좀처럼 들지 않았어요. 가끔 달리러 나가고 싶은 마음이 들면, 40분 이상 혹은 10km를 달릴 용기가 전혀 나지 않았죠. '10km도 달리지 못할 거면 그건 달리기도 아니니, 달리지 말자.' 매번 힘없이 달리는 걸 포기하곤 했습니다. 그러다 결국 아예 달리기를 할 수 없게 되어 버렸죠.

그렇게 6개월간 저는 달리러 나가지 못했습니다. '내가 할 수 없는 달리기를 하려 하지 말고, 내가 할 수 있는 달리기를 하자'는 마음을 먹기 전까지는요. 퇴근 후, 지친 몸을 요가 매트 위에 눕혀 두고 눈을 감고 있다가 아이디어가 떠올랐습니다.

'속도나 거리, 달리는 시간을 생각하지 말고, 일단 나가서 내가 할 수 있는 달리기를 해 보면 어떨까? 달리기라는 움직임을 다시 만들어 보고, 느껴 보는 거야. 처음 달리면서 느꼈던 즐거움을 조금이라도 다시 만날 수 있다면…'

이렇게 관점을 바꾸었더니, 문 밖으로 나갈 수 있는 용기가 생겼습니다. '그래, 내가 할 수 있는 달리기를 해 보자.'

처음 일주일은 나가서 5~15분 동안 천천히 달리는 시늉만 하다가 들어왔습니다. 일단 문 밖으로 나가는 것, 그리고 내가 할 수 있는 달리기를 하는 것에 집중했어요. 달리는 거리, 속도에 속박되지 않은 채, 달리는 움직임 그 자체를 관찰하고, 다시 경험하는 것에 집중했습니다. 예전처럼 강박을 갖고 기록을 목표로 거리나 속도를 기준으로 무작정 달리는 것을 자제했어요. 달리고 싶으면 달리러 나갔고, 달리고 싶지 않으면 그냥 누워서 쉬거나 요가를 했습니다.

그렇게 '내가 할 수 있는 달리기를 해 보자'는 마음으로 다시 달리기 시작한 후, 달리면서 느껴지는 즐거움과 자유, 그리고 감사함도 되찾을 수 있게 되었습니다. 나만의 페이스, 나만의 달리는 리듬, 자세, 호흡도 다시 찾았죠. 이렇게 다시 달리기 시작한 지 6년이 되었는데요. 건강하게 부상없이 일주일에 적어도 6일을 꾸준히 달리고 있고, 달리기 실력도 천천히 성장하고 있습니다.

'내가 할 수 있는 달리기'에 집중해서 건강하게 나만의 달리기를 하게 된 사람은 저뿐만이 아닙니다. 프롤로그에서 밝혔듯이 '내가 할 수 있는 달리기'로 다시 시작한 경험을 다른 분들과 나누고 싶어서 〈30일 5분 달리기〉 도전 프로그램을 2020년 6월에 시작했습니다. 그리고 지금까지 참가하신 3천 명 이상의 참가자분들이 내가 할 수 있는 '5분 달리기'를 통해 나만의 달리기를 시작하고, 꾸준한 습관으로 이어나가고 있습니다.

매일 5분 달리기를 통해 나만의 시간을 갖고, 생각을 정리할 수 있게 된 벤처 캐피털리스트. 처음엔 5분 달리는 것도 쉽지 않았지만, 도전을 석 달 동안 이어나가면서 어느새 30분 이상을 자연스럽게 달리고 있는 일러스트레이터. 어느 날 버스를 잡아 타고 보니 크게 헥헥거리지 않는 자신을 깨닫고 놀랐던 작가님. 친구들과 산에 갔는데, 이전보다 너무 쉽게 올라가서 당황했다는 디자이너. 한 달에 한 번 달릴까 말까 했는데, 〈30일 5분 달리기〉를 통해 매주 20km 이상을 달리기 시작하며 스트레스 감소, 체중 감량, 컨디션 향상을 경험한 브랜딩 회사 대표님. 달리기가 세상에서 가장 두려웠는데, 도전에 참가한 후 달리기가 즐거워졌고, 남자친구와 10km 대회까지 완주한 기획자…. 많은 분들이 〈30일 5분 달리기〉를 통해 삶의 다양한 면에서 건강한 변화를 경험하셨습니다.

달리기가 직접 돈을 더 벌어 주지는 않을 겁니다. 달린다고 곧바로 살이 빠지거나, 바로 더 건강해진 느낌을 받지는 않을 겁니다. 하지만 나를 위한 달리기를 시작하고, 꾸준히 달리는 습관을 이어나간다면, 나 자신과 더 친해지고, 건강한 몸과 마음, 그리고 평정심까지 얻으실 수 있을 겁니다.

    오늘이 지금 책을 읽고 계신 당신의 〈30일 5분 달리기〉의 첫날입니다. 일단 문 밖으로 나가서, 호흡이 편한 속도로, 내가 할 수 있는 달리기를 5분만 해 보세요. 온전히 내 호흡과 나의 움직임에만 집중하는, 나만을 위한 5분의 시간을 가져 보시기 바랍니다.

앞으로 30일 동안 5분씩 매일 달리며 경험하실 변화가 기대됩니다. 자, 어서 문 밖으로 나가세요!

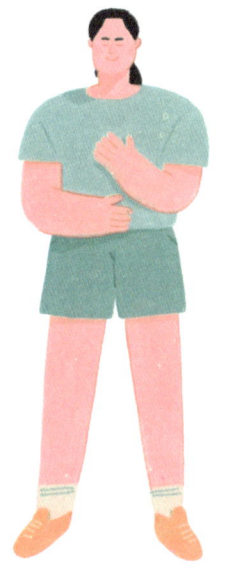

미션 #1. 함께 달리기

아프리카에는 "빨리 가려면 혼자 가고, 멀리 가려면 함께 가라"는 속담이 있습니다. 저는 여러분이 이 책을 읽고 30일을 넘어서, 평생 나만의 달리기를 쭈욱 이어나가시길 바라고 있습니다. 그래서 〈30일 5분 달리기〉 책과 함께 매일 5분 달리기 도전을 시작하는 독자들을 위한 커뮤니티를 구축했습니다. 새로운 도전을 시작할 때, 함께하는 사람들이 있으면 더욱 큰 힘이 됩니다. 함께 달리는 사람들과 인증 및 소통하며 달려 보세요. 서로의 칭찬, 격려 그리고 응원은 내가 달리기를 더욱 기분 좋게 꾸준히 할 수 있도록 도와줄 겁니다.

달리기 여정을 저와 그리고 다른 독자분들과 함께하셔서, 나를 위한 달리기로 멀리 나아갈 수 있으면 좋겠습니다. 그럼 앞으로 30일의 달리기 여정, 잘 부탁드립니다!

혼자 달리는 것도 좋지만, 함께 달리는 것은 더욱 즐겁습니다. 저와, 그리고 다른 독자분들과 함께 달려요. 독자분들만을 위해 준비한 특별한 영상과 자료도 있습니다.

〈30일 5분 달리기〉 독자 커뮤니티에서 함께 달리기 ▶▶▶

Day 2

반드시 천천히 달리기

"참된 행복은 절제에서 솟아난다."

요한 볼프강 폰 괴테, 작가

2015년 여름, 달리기에 푹 빠져 있던 저는 달리기 선수가 되고 싶었고, '빠른 달리기의 비밀'을 알고 싶었습니다. 조사 끝에 1970년대부터 세계 최고의 달리기 선수들을 배출하고 있는 케냐 이텐 마을로 향했습니다. 이텐에서 케냐 선수들만이 알고 있는 특별한 훈련법을 배울 수 있을 것이라고 생각했는데, 막상 같이 살며 달리다 보니 그들에게 비밀은 없었다는 것을 깨달았어요. 발견한 비밀이 있다면, 역설적이게도 '천천히 달리는 것'이었습니다.

매일 새벽, 풀 코스 마라톤(42.195km)을 2시간 15분 안에 달리는 선수인 댄과 달릴 때마다, 그는 저보고 너무 빠르게 달리려고 한다며 속도를 줄이라고 말했습니다. 아침에는 몸을 놀래키거나 무리하면 안 된다고, 천천히 달리면서 몸을 깨우거나, 전날의 훈련에서의 회복을 돕는 게 목표라고 강조하면서요. 제가 킬로미터당 5분대의 속도로 달리려고 하면, 댄은 차분한 6분대의 속도를 지키며 저에게 말하곤 했습니다.

"너무 빨라, 성우. 내 속도에 맞춰."

케냐 국가대표 여자 선수들과 이른 저녁 조깅을 나갔

을 때, 그들은 걷는 속도(킬로미터당 8~9분대의 속도)로 달리기를 시작해서, 호흡이 하나도 불편하지 않고 서로 대화할 수 있는 속도로 계속 조깅을 이어나갔습니다. 풀 코스를 2시간 25분, 10km를 30~31분 안에 달리는 세계 정상급 여자 선수들이 이렇게 느린 속도로 조깅을 하다니, 이해가 되지 않았어요. 10km를 36분대에 달리는 저를 봐주기 위해서 천천히 달리는 것 같아서 물어보니, 그날 오전의 강도 높은 훈련에서 회복하고, 다음 날 아침 스피드 훈련 준비를 위해 무리하지 않고 천천히 달리는 것이라고 했습니다. 항상 빨리 달리는 게 능사는 아니라고 했죠.

케냐에 가기 전에는 항상 숨이 가쁜 속도로, 힘들게, 피맛이 느껴지게 달리던 저에게 이것은 충격이었습니다. 그때까지는 단 한번도 호흡이 편한 속도로 달리는 것이 달리기 실력 향상에 도움이 된다고 생각한 적이 없었거든요. 항상 '나 자신과의 싸움'을 하고, 어떻게든 이겨내야 한다고 생각했었죠.

왜 호흡이 편한 속도로 달리는 것이 달리기 실력 향상에 도움을 주는지 공부하고 이해한 후에는 계속 실천해 왔고, 그 결과 부상 없이 즐겁게 달리면서도 실력은 계속 나아지고 있습니다. 편안한 속도와 실력 향상

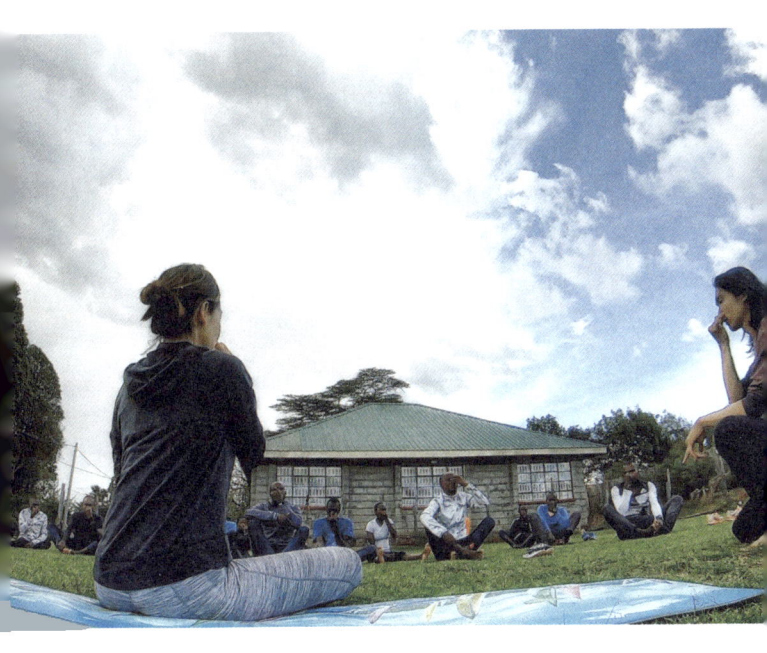

2019년 케냐 이텐의 육상 캠프에 찾아와 요가 수업을 해 준 체린 선생님.
케냐 선수들에게 코의 좌, 우를 번갈아 사용하는 교호 호흡법을 가르쳐 주셨다.
교호 호흡법은 교감 신경과 부교감 신경의 조율, 음과 양 에너지의 흐름을
조화롭게 해 준다고 알려져 있다.

이 무슨 관계가 있을까요? 해야 할 말은 책 한 권 분량이지만 일단 한 문장으로 말씀드릴게요.

호흡이 편한 속도로 달리는 것이, 호흡이 힘든 속도로 달리는 것보다 장거리 달리기 능력을 키우는 유산소 시스템의 발달을 잘 도와주기 때문입니다.

좀 더 자세한 이야기는, 네 번째 날 '호흡' 편에서 이야기할게요.
    이제 책을 덮고 밖으로 나가서 나의 호흡이 편한 속도로 여유있게, 천천히 5분만 달려 보세요. 즐겁고 자유로운 나만의 달리기를 경험하시기 바랍니다.

힌트 #1. 무리하지 마세요

5분 달리고 나서도 힘들지 않고, 몸이 가볍고, 기분이 좋다면, 조금 더 달려 보세요. 꼭 '5분만' 달려야 하는 건 아닙니다. 하지만 절대 무리하지 마세요. 하루 무리해서 많이 달리고, 다음 날에 아예 달리지 못하는 것보다 조금씩이라도 매일 달리는 것이 꾸준한 달리기 습관을 만드는 데에 도움이 됩니다.

이제 막 달리기를 시작하는 우리의 목표는 '나와의 싸움'을 하며 멀리, 오래, 빨리 달리는 것이 아닙니다. 쉽게, 즐겁게, 자유롭게 달리는 습관을 함께 만들어 보아요. 달린 후에는 〈30일 5분 달리기〉 독자 온라인 커뮤니티에, 그리고 개인 SNS를 하신다면 인스타그램, 페이스북 등에도 나의 달리기를 인증해 주세요. 함께하는 분들의 응원, 그리고 친구들과 지인들의 응원은 나만의 달리기를 꾸준히 이어나가는 데 큰 힘이 될 겁니다.

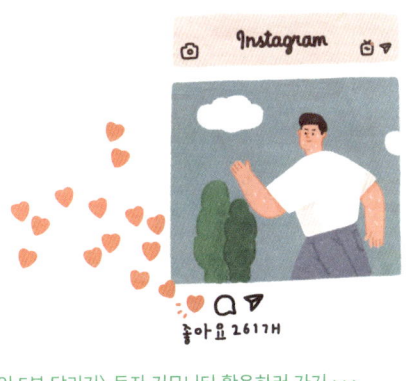

〈30일 5분 달리기〉 독자 커뮤니티 활용하러 가기 ▶▶▶

바람 불어도 괜찮으려면
☞ 계절별 러닝 가이드

달릴 때 온도와 습도는 큰 영향을 줍니다. 달리기에 가장 이상적인 날씨는 그날 나의 최적의 페이스로 달릴 때 땀이 나지 않을 정도로 살짝 시원하고, 적당히 건조한 날씨입니다. 아주 습한 데다 햇볕이 쏟아지는 한여름에 뛰어 보셨다면, 높은 온도와 습도가 달리기를 얼마나 더 힘들게 만드는지 아실 거예요.

물론 달리기에서 가장 중요한 건, 달릴 수 있는 건강한 몸과 달리고자 하는 마음, 그리고 숨이 차지 않는 편안한 속도로 달릴 수 있는 느긋함입니다. 이런 몸과 마음, 그리고 느긋함을 갖고 있다면 어떠한 날씨라도 나만의 달리기를 할 수 있어요.

그래도 각 계절마다 더 즐겁게 달릴 수 있는 방법들이 없는 건 아닙니다. 그래서 이번 부록에서는 각 계절별 유용한 팁과 주의할 점을 정리해 보았습니다. 참고하여 계절과 날씨에 상관없이 달리기를 즐겨 보시기 바랍니다.

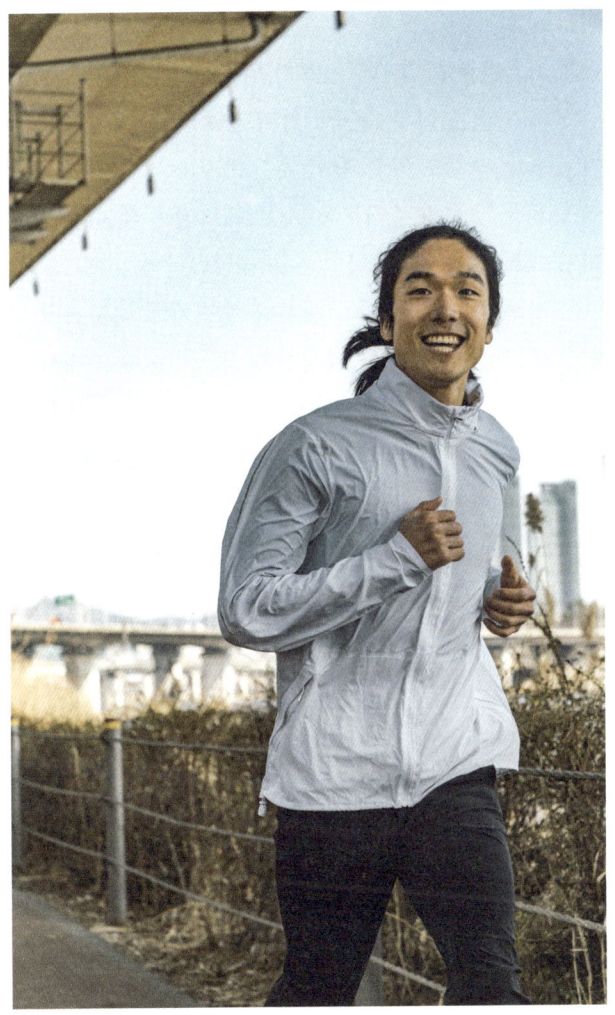

▶ 봄과 가을

봄과 가을은 온도와 습도 분포가 비슷합니다.

봄과 가을은 너무 춥지도 덥지도 않으며, 너무 습도가 높거나 낮지도 않습니다. 종종 가장 달리기 이상적인 날씨를 선사해 주기도 하죠. 그래서인지 유명한 달리기 대회들은 대부분 봄과 가을에 열립니다.

그렇다고 봄과 가을이 언제나 달리기에 이상적인 것은 아니에요. 봄/가을 계절성 알레르기를 갖고 계시다면, 달리기 괴로운 계절이기도 합니다. 이 경우 완전히 피할 수 있는 방법은 실내에서 달리는 것뿐인데요. (실내 달리기 방법은 DAY 11을 확인해 주세요.) 알레르기가 있지만 그래도 봄과 가을에 야외에서 달리고 싶다면, 가장 좋은 방법은 꽃, 나무, 잔디 등이 별로 없는 경로에서 달리는 것입니다. 서울 근교라면 한강과 잠수교를 이용하면 좋을 거예요.

또한 봄과 가을은 황사나 미세먼지가 많은 계절이기도 합니다. 관련 앱이나 웹사이트를 확인하시고 되도록이면 미세먼지나 황사가 적은 시간대에 달리는 것을 추천합니다.

봄과 가을에 대해 너무 안 좋은 이야기만 한 것 같은데요. 계절성 알레르기, 황사, 미세먼지 말고는 봄과 가을은 정말 달리기 최고의 계절입니다. 달리고 난 후, 적당히 땀이 난 상태에서 마시는 따뜻한 밀크티나 시원한 맥주는 달리기의 성취감과 기쁨을 더 크게 만들어 주기도 합니다. 푸르른 나무들과 활짝 핀 꽃들이 있는 들판이나 단풍이 든 트레일을 달리다 보면 나와 자연이 하나가 된 듯한 경험을 할 수도 있고요.

그래서 봄과 가을에 달릴 때 마지막으로 주의해야 할 점은, '너무 기분이 좋다고 무리하지 않기!'입니다.

▶ **여름**

지극히 개인적으로 여름은 달리기 정말 좋은 계절입니다.

따뜻한 날씨 아래 얇은 옷가지만 걸친 상태로 가볍게 달릴 수 있고, 별다른 웜업 없이도 좋은 페이스로 달릴 수 있습니다. 혹시라도 비가 올 때면, 아예 맘 먹고 우중런을 즐길 수 있는 특별한 시간을 선사해 주고요.

하지만 여름의 높은 온도와 습도, 그리고 강렬한 태양빛에 달리다 보면 목이 마르고, 땀이 엄청나게 많이 나고, 살갗이 검게 탑니다.

그래서 여름에 달릴 때 기억해야 할 키워드는 딱 세 개입니다: 물, 땀, 선스크린.

덥고 습도가 높은 날에는 달리러 나가기 전에 꼭 최소한 물을 한 컵(250ml) 마시기, 정말 잊지 말아야 합니다. 탈수증은 생명을 위협할 수도 있어요.

저는 장비 이야기나 추천을 잘 하지 않는데, 땀이 잘 마르는 옷은 여름 달리기에 필수입니다. 건조가 빠르고 냄새가 잘 배지 않는 좋은 옷 두 벌 정도에 투자하시기를 추천합니다.

마지막으로 저처럼 까맣게 타고 싶지 않으시다면, 되도록이면 햇볕이 강하지 않은 시간대에 달리거나 선스크린을 꼭 바르고 달리러 나가시기 바랍니다.

이 세 가지만 기억하시고, 언제라도 편의점이나 슈퍼에 들러서 물이나 이온음료를 사 마실 수 있도록 소량의 현금이나 카드를 꼭 갖고 달려 보세요. 뜨거운 여름날, 더위와 땀을 있는 그대로 받아들이며 즐겁게 달려 나가는 데서 오는 쾌감과 성취감을 느끼실 수 있을 겁니다.

따뜻한 여름날, 풀밭이나 흙 위에서 맨발 달리기를 즐기는 건 여름에만 느낄 수 있는 행복이기도 합니다.

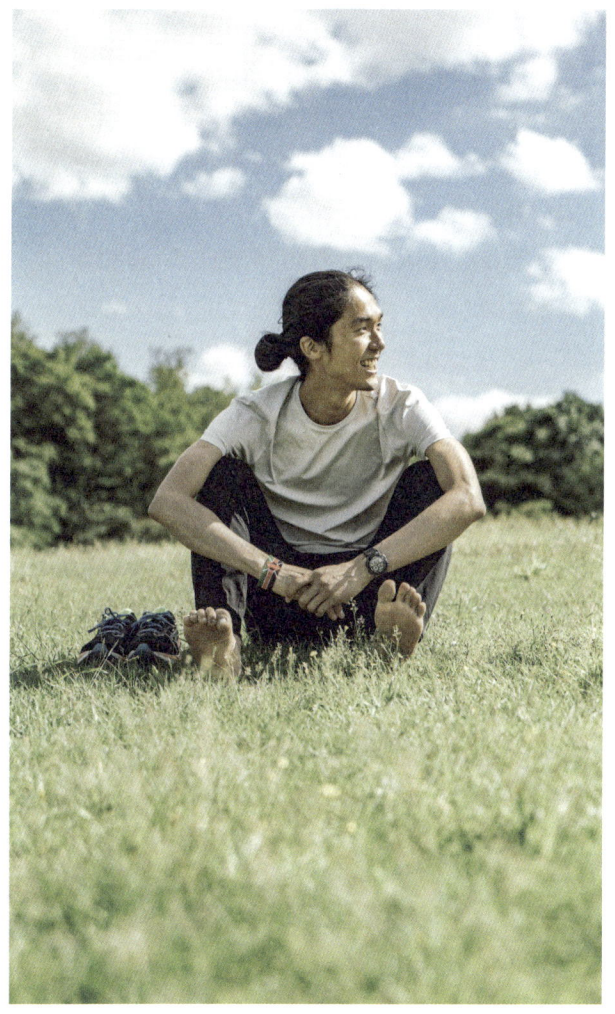

▶ 겨울

'어떻게 한겨울에 달리기를?' 생각하실 겁니다. 사실 〈30일 5분 달리기〉 도전 프로그램도 겨울이 되니 여름에 비해 참가자 숫자가 줄기는 했어요. 그런데 놀라운 건, 한 달에 20일 이상 달리는 분들의 퍼센트가 더 늘었다는 거예요. 겨울에 참가한 분들도 대부분 이제 막 달리기를 시작하는 분들인데도 말이죠.

겨울은 달리기 어려운 계절이라는 오명을 쓰고 있지만, 의외로 정말 달리기 좋은 계절입니다. 가끔 여름보다 겨울이 더 달리기 좋다는 생각이 들 정도입니다.

우선 여름처럼 땀이 잘 나지 않아서 더 상쾌하게, 그리고 물을 마시지 않고 더 오랜 시간을 달릴 수 있습니다. 더위를 잘 타는 러너에게는 특히 최고의 계절이죠. 또한 달리고 나서 하는 따뜻한 샤워, 그 후에 마시는 따뜻한 꿀물/맥주/와인은 러너를 더욱 행복하게 해 줍니다. 달린 뒤의 행복감은 이렇듯 다른 계절보다 겨울에 더 크게 느껴집니다. (저만 그런가요?)

마지막으로 겨울에 달리다 보면 특유의 정적을 마주하게 됩니다. 추운 겨울 아침/밤에 달리면 겨울에만 느낄 수 있는 조용한 삶의 생동감과 자유가 느껴집니다. 자, 그럼 겨울 러닝 팁 네 가지를 참고하셔서, 겨울에만 느낄 수 있는 자유와 즐거움을 꼭 한번 느껴 보시길 바랍니다.

① **적당히 춥게, 겹겹으로 입고 모자와 장갑은 꼭 챙기기**
달리러 나가기 전에는 추워서 문을 열기 전부터 부담이 됩니다. 그렇다고 해서 너무 따뜻하게, 패딩을 입거나 두꺼운 잠바를 입으면 달리다가 너무 더워서 달릴 수 없게 돼요. 달리다 보면 체온이 상승하기 때문이죠.

겨울에 달려 본 경험이 적은 분들이 하는 실수가 이렇게 너무 따뜻하게 옷을 입고 달리러 나가는 것이에요. 따라서, 달리러 나갈 때에는 '조금 춥네~' 느껴지는 정도로 복장을 착용하시는 게 좋습니다. 조금 추운 정도의 복장으로 달리다 보면, 체온이 차츰 오른 뒤 덥지도 춥지도 않은 적당한 온도가 유지됩니다.

또한 겨울에는 머리와 두 손을 추위에서 보호할 모자와 장갑을 꼭 착용해 주세요. 머리와 손을 통한 열 손실이 큽니다. 모자와 장갑을 사용하지 않을 경우 귀나 손이 동상에 걸릴 수도 있어요!

겨울철 상체와 하체 복장 팁

저는 상체는 주로 보온이 잘되는 긴팔 러닝복을 입고, 그 위에 바람막이 재킷을 입습니다. 정말 추운 날에는, 러닝복과 바람막이 재킷 사이에 반팔을 하나 더 껴입어서 보온 레이어링을 한 번 더해 줍니다.

하체는 적당한 두께의 러닝용 긴바지를 입습니다. 달릴 때는 하체가 상체에 비해 추위를 덜 타더라고요. 이렇게 입고 달리다가 체온이 상승해서 더워지면 바람막이 재킷을 잠시 벗고 손에 들고 달리기도 합니다. 그리고 다시 추워지면 재킷을 입고요. 이런 '레이어링'을 통해 변하는 체온을 유연하게 관리할 수 있습니다.

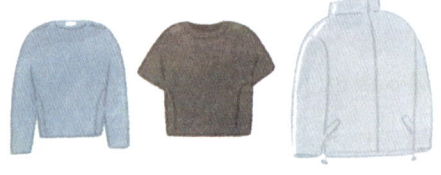

② **웜업과 쿨다운은 실내에서**

추운 날씨에 밖에서 몸을 풀고 웜업을 하는 건 쉽지 않아요. 그래서 나가기 전에 미리 실내에서 웜업을 합니다. 한 발에 체중 싣기, 가볍게 번갈아가며 한 발 점프, 팔 돌리기 등을 통해 체온을 상승시키고 달릴 때 많이 사용되는 엉덩이 근육, 다리 근육, 가슴/등 근육을 깨워 줍니다. 이렇게 실내에서 열을 내고 나면 바깥 추위가 덜 매섭게 느껴진답니다.

겨울에는 달린 후 쿨다운도 실내에서 하는 것이 좋습니다. 달리기를 마치자마자 실외에서 쿨다운을 하게 되면 운동량 감소로 체온이 급격하게 떨어집니다. 그러면 감기에 쉽게 걸릴 수 있어요. 목표한 달리기가 끝나면 가볍게 조깅으로 바로 따뜻한 실내로 들어와서 쿨다운 동작들을 합니다. (DAY 6 '웜업과 쿨다운' 참고.)

③ 달리고 난 후의 따뜻한 액체 음식

달리고 난 후 체온은 빠르게 떨어집니다. 겨울에는 기온이 낮기에 체온이 떨어지는 속도가 다른 계절보다 더 빨라요. 따라서 달린 후에 바로 따뜻한 액체 음식을 섭취해 주시면 좋습니다. 액체 '음식'이라고 이야기하는 이유는, 수분뿐만 아니라 탄수화물, 단백질, 지방을 같이 섭취할 수 있는 액체를 섭취하면 몸의 회복에 도움이 되기 때문입니다. 따뜻한 두유(+꿀), 따뜻한 꿀물, 따뜻한 차(+꿀) 같은 다양한 액체 음식을 달린 뒤 바로 섭취할 수 있게 준비해 주세요. 달린 뒤 몸의 회복을 도와주고, 덤으로 큰 행복감도 느끼실 거예요. (가끔은 맥주, 와인, 칵테일도 좋죠! 하지만 매일 마신다면 간이 힘들어할 거예요.)

④ 겨울에 코호흡할 때 콧물이 난다면

겨울 달리기를 하다 보면 콧물이 신경 쓰이기 일쑤입니다. 콧물은 우아하거나 쿨하지 않은, 겨울 달리기의 어쩔 수 없는 부분입니다. 안타깝지만, 피할 방법이 없어요!

　콧물에 대처하는 방법은 티슈나 손수건을 준비하셔서 손수건에 코를 푸는 겁니다. 저는 기온에 따라, 거의 5~10분마다 한 번씩 코를 푸는 것 같아요.

추운 날씨는 달리기를 건너뛰기 너무도 좋은 변명거리가 되곤 해요. 하지만 결국 관점의 차이며 마음먹기에 달린 것 같아요. 앞서 설명해 드린, 추운 날씨에 달리기에 도움이 되는 팁들을 활용하셔서, 이 추운 날씨를 달리러 나가지 않을 변명거리가 아닌, 달리러 나갈 동기부여로 삼아 보시길 바랍니다.

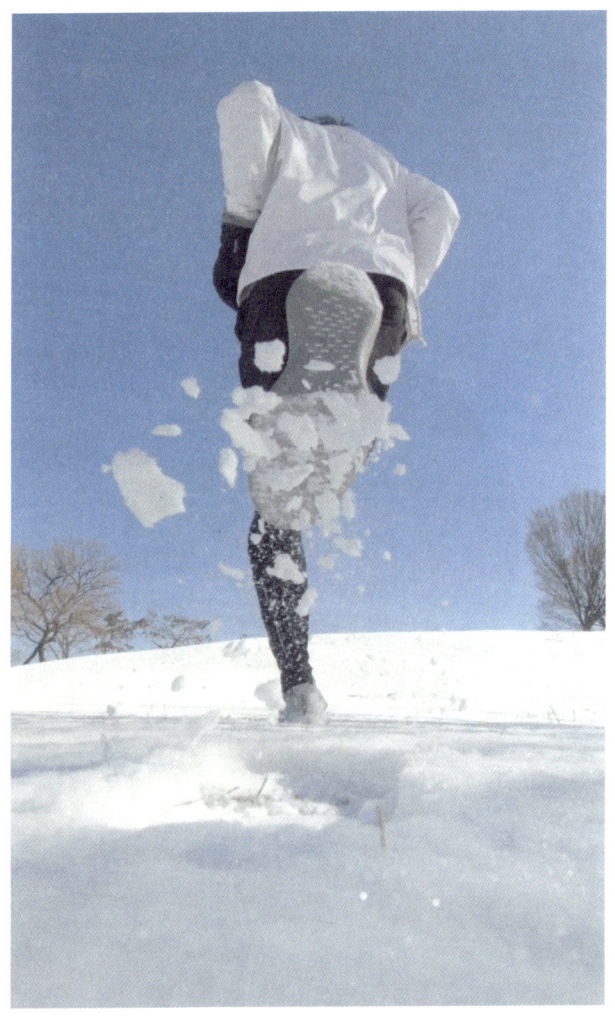

"안녕하세요, 저는 사람을 돌보는 일을 하다가 2020년부터 제 자신을 돌보는 데 집중하고 있는 윤벼리라고 합니다. 2019년 여름 성우 코치님의 〈서울숲 맨발 달리기〉를 시작으로 달리기의 즐거움을 맛보고 있습니다."

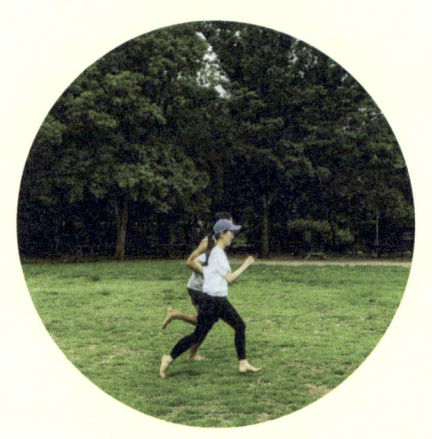

함께 달리는 윤벼리 님 이야기

마인드풀 러닝 스쿨의 〈30일 5분 달리기〉 랜선 프로그램 참가를 결심하던 때를 되돌아본다면?

평소에 운동은 '빨리 걷기'만 했어요. 저에게 달리기는 지각했을 때 어쩔 수 없이 해야만 하는 벌 같았달까요. 무거운 짐을 든 채 시간에 쫓기며 전속력으로 뛰다 보니 '힘듦, 숨참, 조급함, 후회'의 경험들이 달리기와 연관 지어져서 저에게 달리기가 더 무겁게 다가왔던 것 같아요.

초반에는 달리고 나면 다리가 무겁고 붓는 느낌이 들어서 정말 천천히 뛰거나, 걷고 뛰기를 반복했어요. 평소 오래 서서 일하다 보니 다리 순환이 좋지 않은데, 달리기를 하면 다리 혈관에 오히려 무리가 될까 봐 걱정이 되었거든요.

그때 '다리만 괜찮으면 나도 진짜 마음껏 달려 보고 싶다'는 메마른 갈증이 생겼던 것 같아요. 그러다 병원에 갔더니 의사선생님이 오히려 운동 좀 더 하라고 말씀하셔서(혼났어요) 그때부터 안심하고 달리고 있습니다. 또 그 이후 웜업, 쿨다운 동작을 꼭 챙겨서 하고 있는데 그 덕분인지 달린 후 느끼던 다리 불편감도 사라졌어요.

프로그램에 참가하며 경험한 변화가 있다면?

처음엔 5분도 겨우 뛰던 제가 10분, 15분을 넘어 30분까지 뛰고 있다는 게 지금도 믿기지 않아요. 달리기는 참 좋은데 제 것은 아니라고 생각했던 적이 있었거든요. 매달 신청서에 '나도 할 수 있다는 걸 제 자신에게 알려 주고 싶다'는 다짐을 쓰는데, 계속 저에게 알려 주고 싶어요. 하면 된다고. 그래서 계속 달려 보려고요.

시간에 대한 관념도 바뀌었어요. 그전엔 누군가 '30분을 달린다'라고 하면 그런 말은 저에게 거부감을 줬어요. '30분이나? 한 시간의 반?'이라는 생각이 들면서 무겁게 다가왔죠. 그런데 제가 달려 보니, 10분은 내가 뛸 수 있는 5분이 두 번 모인 것이고, 20분은 10분이 두 번, 30분은 세 번 모인 시간이더라고요. 그렇게 생각하니 30분이 두렵지 않아졌어요.

기억에 남는 경험이 있다면?

저는 주로 밤에 노래를 들으며 달리는데, 하루는 폰 배터리가 나가서 아무 노래도 듣지 않고 달리게 되었어요. 조용하다 보니 달리면서 제 자신에게 질문을 하게 되더라고요. 책상 앞에 앉아 일기장을 펴놓고 제 자신에게 물었을 때와는 또 달랐어요. 누가 듣는 것도 아니니 정말 제 마음에 솔직해져 보기도 하고, 내가 원하는 게 뭔지 스스로에게 질문해 보기도 하면서 달렸어요. 달리다 보면 제 안에서 대답을 듣기도, 위로를 받기도 해요. 그날 이후 머리가 복잡할 때는 종종 노래를 듣지 않고 달립니다. 달리며 질문을 해요. 대답이 안 떠오르면 그냥 달려요. 달리면서 대답을 기다립니다.

〈30일 5분 달리기〉 랜선 프로그램의 장점을 하나 들자면?
비록 랜선으로 만났지만, 다른 분들과 매일 '달리기'라는 주제로 연결될 수 있어 좋았어요. 다른 분들의 후기를 통해 배우는 것도 참 많았고요. 혼자였다면 추운 겨울에는 달리지 못했을 거예요. 마인드풀 러닝 스쿨 랜선 프로그램을 통해 함께하는 즐거움을 알게 되었어요.

이제 막 〈30일 5분 달리기〉를 시작하는 독자들께.
30일 안에는 가볍게 달린 날, 내적 갈등 후 겨우 달린 날, 시간이 없어 못 달린 날, 달리기 싫어 며칠 연속 안 달린 날들이 모두 포함되어 있더라고요. 모두 다 소중한 경험이에요.

달리는 경험뿐만 아니라, 며칠 달리지 못해 마음이

무거워지는 것도 경험, 그 무거움에 아예 달리기를 외면하는 나를 만나는 것도 경험, 그럼에도 불구하고 다시 달려 보는 용기를 가지는 것도 경험, 다른 누군가의 기록에 의기소침해져 보는 것도 경험, 5분도 못 달리던 내가 10분을 달리는 걸 발견하게 되는 것도 경험, 주변 누군가에게 '같이 달리자'는 낯설지만 설레는 제안을 받게 되는 경험 등등… 모두 〈30일 5분 달리기〉로 경험할 수 있었어요.

그 다양한 경험 안에서 내가 어떤 선택을 하는지 지켜보는 것도 재미있고, 또 어떨 땐 평소와는 다른 작은 선택을 해 보는 것도 재미있는 경험이었어요. 어떤 경험을 하든, 쉽지만은 않은 30일을 도전해 보자고 마음먹은 용기 있는 분들을 진심으로 응원합니다. 제가 느꼈던 것처럼 달리기로 삶이 더 풍성해지기를 바랄게요.

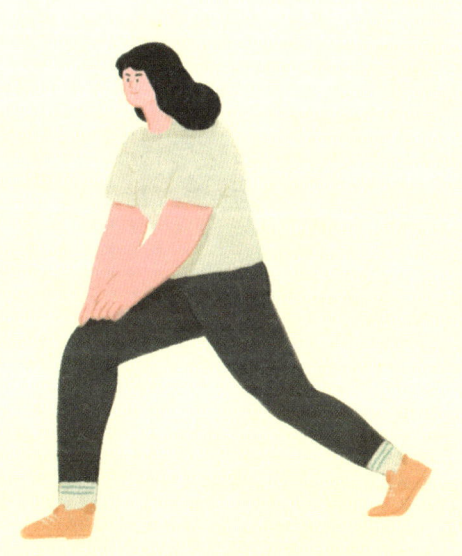

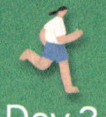

Day 3

기록의 힘

> "무슨 일이 있어도 나는 모든 것을 기록한다.
> 쓴다는 것은 곧 생각하는 것이고,
> 그것은 생활보다 더욱 중요한 것이다.
> 삶의 의미를 잡는 일이기 때문이다."
>
> 앤 린드버그, 작가이자 파일럿

오늘로 셋째 날, 나만의 달리기를 잘 이어가고 계시죠?

오늘은 '기록'의 중요성에 대해 말씀드리려고 해요. 달리기를 매일 이어나가다 보면 변화를 경험하게 됩니다. 그것은 몸의 변화일 수도 있고, 정신적인 면의 변화일 수도 있는데요.

일례로 달리기만 하면 아프던 종아리가, 5일째 되더니 안 아플 수 있습니다. 그리고 매번 달리러 나갈 때마다 정신적으로 숙제를 하는 느낌으로 무겁게 나가곤 했는데, 어느 날은 정말 가볍게 나가서 자연스럽게 달리고 돌아올 수도 있어요.

어느 날은 달리다가 정말 아름다운 풍경을 보면서, 그 순간을 만끽하는 경험을 하기도 합니다. 또 어느 날은 달리다가 오랫동안 고민하던 문제에 대한 해결책이 갑자기 생각나는 경우도 있고요.

이렇게 달리면서 경험하는 변화와 느끼는 것들은 기록하지 않으면 쉽게 잊게 됩니다. 그래서 저는 '마인드풀 러닝 일지'에 그날 그날의 달리기를 기록합니다. 마인드풀 러닝 일지에 적는 내용은 달린 시간, 달리면서 느낀 점, 그리고 그날의 감사한 점입니다.

책을 쓰고 있는 지금 저는 미국에서 돌아와 자가격

리 중이라 강제로 달리지 못하고 있어요. 코로나19 확산 방지 조치를 따라야 하니까요. 자가격리가 시작되기 전, 샌프란시스코에서의 마지막 날 아침에 저는 아침에 일어나자마자 30분을 달리며 하루를 시작했습니다. 꽤나 오랜만에 아무런 부담없이, 달리기를 하는 것에만 집중하며 달리기를 즐겼던 날이었어요.

달리기 후, 달리면서 느낀 점에는 '아침의 30분 달리기는 정말 몸을 상쾌하게 하고, 기분을 좋게 하는구나! 오늘 한국으로 안전히 돌아가길.'이라고 적었고, 감사한 점에는 '하루를 달리기로 시작할 수 있어서 감사하다.'라고 적었어요. 이렇게 적는 동안 아침에 달린 것이 더 뿌듯했고, '매일 이렇게 마인드풀 러닝으로 하루를 시작하면 좋겠다.'라고 쓰며 다짐했습니다. 기록하지 않았다면, 영영 잊게 되었을 그날의 감정과 느낌이 기록되어 제 삶의 일부로 남겨졌습니다.

그래서 오늘, 달리고 나서 마인드풀 러닝 일지를 써 보실 것을 추천합니다. 달리면서 느낀 점, 떠오른 생각, 그리고 오늘 감사한 점을 적어 보세요. 나만의 값진 기록으로 남을 겁니다. 후에 나의 성장 과정을 더욱 자세하게 보실 수 있을 거예요.

제가 사용하고 있는 '마인드풀 러닝 일지' 양식을 여러분께 공유합니다. 다음 QR코드로 접속해 잘 사용해 보시기 바랄게요.

마인드풀 러닝 일지 작성하러 가기 ▸▸▸

☞ 마인드풀 러닝의 일곱 가지 법칙

1. 호흡을 중심으로 달려요.

항상 호흡을 기억해 주세요. 코호흡이 편한 속도로 달려 주세요. 특히 이 책과 함께하는 30일의 여정 동안에는 무조건 코호흡만으로 달리는 것을 추천합니다. 인내심을 가지고 더 단단한 달리기 기반을 만들고 싶다면 1~2년 정도는 코호흡만 해도 편한 속도로 달리세요. 달리기뿐만 아니라 삶의 여러 면에서 정말 큰 변화를 경험하실 겁니다. (저에게 고맙다고 메시지를 보내실지도 몰라요.)

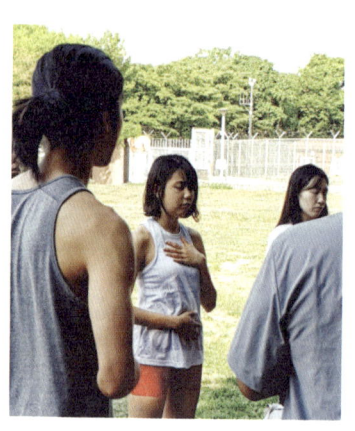

달리기 전 명상 중. 〈서울숲 맨발 달리기〉 수업에서.

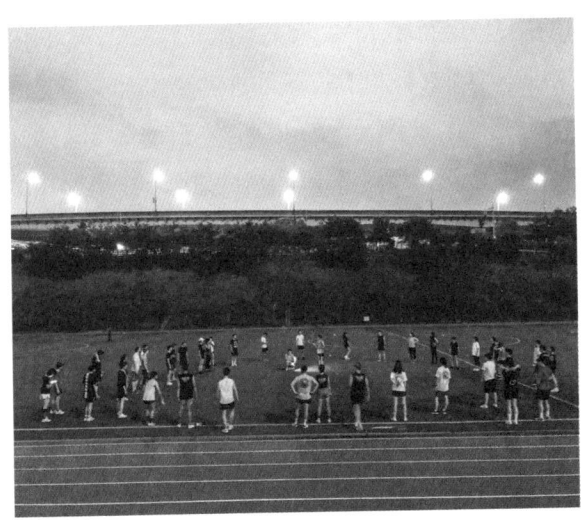

잠실러닝클럽과 함께 마인드풀 러닝 수업을 하고 있는 모습.
달리는 사람들은 모두 자신만의 달리는 이유를 갖고 있다.
사진: JSRC(잠실러닝클럽)

2. 나의 달리기를 해요.

내가 달리는 이유는 무엇인가요? 내가 달리기를 통해 얻고 싶은 것은 무엇인가요? 더 빠르게, 더 긴 거리를 달리는 것 말고도 다양한 달리기 이유들이 있습니다. 나만의 이유를 갖고, 나를 위해 달려 주세요.

3. 시간을 기준으로 달려요.

시간을 기준으로 달리면 무리하지 않게 되고, 달리기가 더 즐거워집니다. 5분, 10분, 20분, 자신에게 적합한 시간을 정해 달리다 보면 거리와 속도는 원하지 않아도 저절로 따라옵니다. 시간을 기준으로 부상 없이 건강하고 꾸준하게 달리시길 바랍니다.

4. 나만의 리듬을 찾아요.

리듬을 올려 보세요. 리듬을 늦춰 보세요. 그날 그날, 나에게 편한 리듬을 찾아 보세요. 그 누구도 아닌, 나의 리듬으로 달리세요.

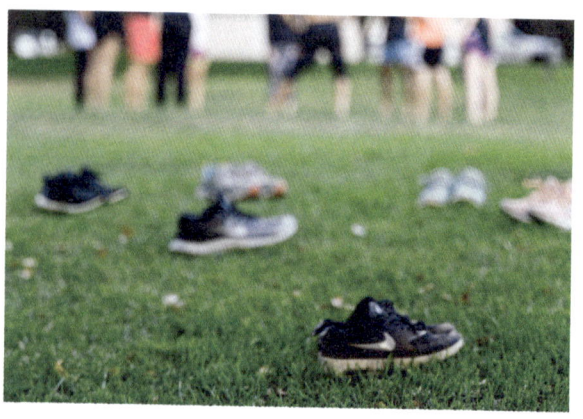

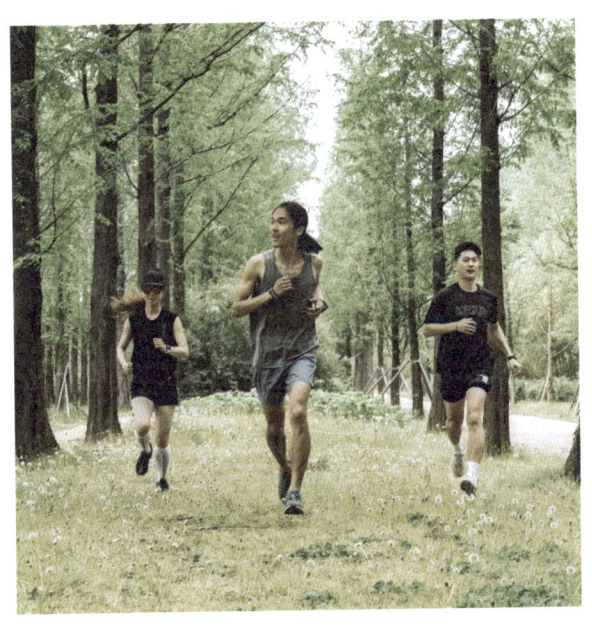

5. 절대 무리하지 않아야 해요.

'나 자신과의 싸움'은 이제 그만해도 괜찮아요. 즐겁게, 재미있게 달려 보세요. 편안하게, 가볍게 달리세요. 그래도 괜찮습니다. 더 빠르게, 멀리 달리고 싶다면, 더더욱 무리하지 마세요. 빠르게 멀리 달리는 데에 필요한 기반은, 편하게 달리는 시간 속에 쌓입니다.

6. 잘 먹고, 잘 자고, 잘 쉬어요.

장비보다는 나를 챙겨 주세요. 잘 달리는 데에 필요한 장비는 나에게 맞는 러닝화, 옷 한벌, 그리고 시간을 잴 수 있는 3만원 이하의 전자시계로 충분합니다. 필요없는 장비에 쓰는 시간을 달리는 데에, 그리고 돈은 내가 건강하게 먹고, 잘 자는 데에 쓰세요. '나의 달리기에서 가장 중요한 것'(DAY 5)을 생각해 보고, 내가 달리는 이유를 명확히 해 주세요.

7. 달리기가 끝나기 전, 오늘 감사한 것들을 생각해 주세요.

지금 이 순간 살아 있다는 것. 건강히 달릴 수 있다는 것. 정말 기적입니다. 지금 나의 삶에서 내가 감사함을 느끼는 것들을 떠올려 보세요. 오늘 나의 삶에서 감사한 사람들을 생각하세요. 이렇게 건강히 달릴 수 있다는 것에 대한 감사함을 느껴 보세요.

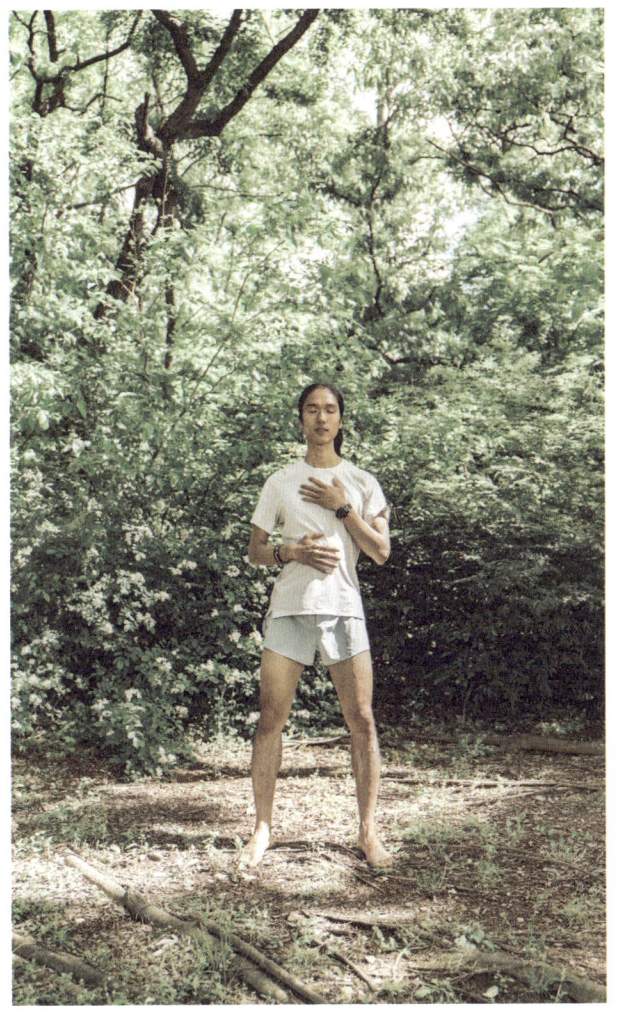

한여름 달리기 전에 하는 명상.

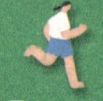

Day 4

그냥 호흡에서 코호흡으로

> "코로 숨 쉬고, 입으로 먹어라."
>
> 속담

평소에 어떻게 호흡하시나요?

우리는 호흡을 하지 않으면 움직일 수 없고, 살 수 없게 되는데도 이 질문에 거의 대부분 대답을 못합니다. 사람은 하루 평균 2만 번 이상 의식하든, 의식하지 않든 호흡하죠. 그런데도, 아니 그래서인지 우리는 호흡에 거의 신경을 쓰지 않고 살아갑니다.

   오늘 알려드릴 마인드풀 러닝 호흡법은 제 주변에 달리기를 싫어하고 괴로워하던 수많은 사람들을 달리기를 즐겁게, 쉽게 하는 사람들로 바꾸었습니다. 또한 마인드풀 러닝 스쿨 멤버들의 달리기 실력 향상에 큰 도움을 줄 뿐만 아니라 달리기가 더 즐거워지고 쉬워지게 도와주었죠. 이 호흡법을 익히시고 일상생활과 달리기에 적용하시면 책 값의 100배 이상의 가치를 삶에 드릴 수 있다고 자신합니다.

자, 그럼 건강히 나답게 달리게 돕는 마인드풀 러닝 호흡법을 알려드릴게요.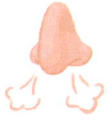

마인드풀 러닝 호흡법은, 달릴 때 무조건 코로 숨을 들이마시고, 코로 숨을 내쉬는 겁니다. 정말 간단하죠?

살아가는 데에 도움이 되는 것들은 보통 이렇게 정말 간단한 것 같습니다. 이것 하나만 실천하셔도 아주 큰 변화를 경험하실 거예요. 앞으로 달리실 때, 또 일상생활에서도 코로 호흡하는 것을 연습해 주세요. 심폐능력, 달리기 능력, 몸의 회복능력, 집중력 그리고 감정 조절능력까지 개선될 겁니다.

조금 덧붙여 설명드리면, 코로만 호흡하여도 편한 속도, 코로만 호흡하여도 아무런 문제 없는 속도로 달리는 걸 연습하는 겁니다. 이 속도가 처음에는 너무 느려서 어색할 수도 있고, 비염으로 코가 막혀 있다면, 혹은 콧물이 난다면 처음에는 힘들 수도 있습니다. 그렇다면 속도를 줄이세요. 코로만 호흡해도 달리기 움직임을 만들어 내는 데에 무리가 되지 않는 속도로 나아가 봅니다.

걷는 속도도 괜찮아요. 그렇게 코로만 호흡해도 편한 속도로 달리는 시간이 하루, 사흘, 일주일 차곡차곡 쌓여 가면, 곧 코로 호흡하는 것이 편해질 겁니다. 이렇게 코로만 호흡해도 편한 속도로 달리는 시간이, 내 달리기 실력의 기초가 될 겁니다.

편하게 달리는 것이 달리기 실력의 기초가 된다니, 아이러니하죠? 보통 호흡이 가파른, 힘든 속도로 달려

> "몸이 많이 가벼워졌어요. 폐활량도 많이 늘었고, 코호흡만으로도 멈추지 않고 달릴 수 있는 거리가 늘었어요. 걱정이나 부정적인 생각을 떨쳐내거나 긍정으로 바꿀 수 있는 새로운 수단을 발견하게 되어 기쁩니다. 달리거나 몸을 움직이면서 더 긍정적일 수 있었어요. 한 달 동안 무언가를 꾸준히 하는 게 정말 어렵다고 생각했는데, 또 그렇게 어렵지만도 않다는 걸 깨달았습니다. 다른 것들도 마인드풀 러닝처럼 차근차근 습관을 들여 나가볼 계획이에요."

〈30일 5분 달리기〉 랜선 프로그램 7기, 정지애 님

야만 달리기 실력이 는다고 생각하니까요. 800미터 이상의 중장거리 달리기를 위한 간단한 생리학적 이해와, 그 이해를 기반으로 한 체계적인 달리기 훈련법을 모르시기 때문입니다.

우리 몸(혹은 몸을 구성하는 세포들)은 살아서 활동하고, 운동하는 데에 필요한 에너지를 호흡으로 만들어 내는데요. 이 호흡은 크게 두 가지, 무기 호흡과 유기 호흡으로 나뉘어집니다. 무기 호흡(anaerobic respiration)은 산소없이 에너지를 만들어 내는 것을 뜻하며, 유기 호흡(aerobic respiration)은 산소를 사용하여 에너지를 만들어 냅니다. 이들 호흡에 대해 두

가지만 아시면 됩니다. 1) 하나의 포도당 분자당 유기 호흡은 무기 호흡에 비해 적어도 15배 더 많은 에너지를 만들어 낸다. 2) 운동의 강도가 높아질수록 무기 호흡을 통한 에너지 생산량이 증가하여, '젖산역치'라는 지점을 넘은 강도에서 운동하는 동안에는 혈액의 pH 농도가 내려가게 되고 이는 근육 세포들이 정상적으로 일을 하기 힘들게 한다. (100미터를 전속력으로 달릴 때 근육들에서 느껴지는 고통을 느껴 보셨다면, 어떤 느낌인지 아실 거예요!)

자, 그럼 왜 편하게 달리는 게 중장거리 달리기에 도움이 될까요?

100~400미터까지의 단거리 달리기에서는 (물론 유기 호흡을 통한 에너지 생산량도 중요하지만) 무엇보다 무기 호흡을 통한 에너지 생산량의 극대화가 중요합니다. 속도를 유지하는 것이 너무도 고통스럽든 말든(혈액의 pH 농도가 어떻게 되든 말든), 짧은 거리를 최대한 빠른 속도로 달려야 하기 때문이죠. 그래서 100~400미터 단거리 선수들은 산소가 부족한 상황에서 최대한의 운동 능력을 발휘할 수 있는 것을 돕는 훈

련들(1분 이내의 숨이 가파른 질주, 최대 에너지 출력량 향상을 돕는 강도 높은 근력 운동 등)을 주로 합니다. 혈액의 pH 농도가 근육 세포들이 정상적으로 일하기 힘든 수준까지 낮아진 아주 고통스러운 상태에서 버티는 것과, 몸이 뿜어낼 수 있는 파워의 최대치를 높이는 훈련을 계속 하는 거죠. 이런 고강도 훈련을 통해 무기 호흡을 통한 시간당 에너지의 총 생산량과 그 강도를 유지할 수 있는 시간을 늘려 나갑니다.

하지만 800미터 이상의 중장거리부터는 유기 호흡을 통한 에너지 생산량이 훨씬 더 중요해집니다. 달리는 거리가 늘어났기에, 너무 일찍 혈액의 pH 농도를 낮추어서 몸에 무리가 오면 달려야 하는 거리를 목표로 한 속도로 달리기가 어려워집니다. 러너들은 이것을 '퍼진다'고 하죠. 가능한 한 유기 호흡을 통해 생산되는 에너지로 목표 속도를 유지하여, 무기 호흡을 통한 에너지 생산량을 최소화해야 하죠.

호흡이 편한 속도로 달리는 게 중장거리 달리기에서 중요해지는 이유는, 유산소 신진대사 능력이 숨이 차지 않는 편한 강도에서 운동할 때 가장 효과적으로 발달되기 때문입니다. 그런데도 많은 분들이 숨이 가파른 강도로만 달리면서 중장거리 달리기 실력이 늘기를 바라고 있습니다. '힘들지 않으면 운동이 아니야!' 라는 고정관념과, 중장거리 달리기에 어떤 신진대사 방식이 더 중요한지 몰라서 생기는 안타까운 현상입니다.

무산소 신진대사 시스템을 발달시키기 위한 강도 높은 운동이 나쁘다는 것이 아닙니다. 유산소 신진대사 시스템이 더 중요해지는 800미터 이상의 중장거리 달리기를 더 잘하고 싶다면, 무산소 신진대사 시스템보다는 유산소 신진대사 시스템을 발달시키는 데에 더욱 집중해야 한다는 것이죠.

〈30일 5분 달리기〉 독자 여러분들은 단거리 달리기의 기록 단축보다는 건강한 달리기 습관을 만들고자 이 책을 보고 계실 것이라고 생각합니다. 나아가 5km, 10km, 하프 마라톤, 풀 마라톤 같은 대회 완주와 기록에 대한 열망도 있을 겁니다.

그렇다면 전체 달리는 시간의 80~90%를 숨이 차지 않는 편한 강도에서 달리는 시간으로 만드시길 바랍니다. 특히 달리기를 이제 막 시작하신다면 90~95% 이상을 코호흡만으로도 편한 속도에 맞추어서 뛰기를 추천합니다. 물론 인내와 절제가 필요할 겁니다. 지루할 겁니다. 하지만 그만큼 확실한 결과물, 부상 없이 건강히 즐겁게 달릴 수 있는 기반을 만드실 수 있을 겁니다.

오늘은 〈30일 5분 달리기〉 네 번째 날인데요. 앞으로 30일 마지막 날까지 코로만 호흡해도 편한 속도로 달리는 것의 중요성을 꼭 기억해 주세요. 호흡이 불편하다면 속도를 줄이세요. 편하게 빠르고 멀리 달리고 싶다면 천천히 달리는 것부터 연습해야 합니다. 앞으로의 달리기에서 이것만 기억하고 꾸준히 실천하면 평생 건강히 달릴 수 있는 기반을 쌓을 수 있을 것이라고 자신합니다.

그리고 평소에도 내가 어떻게 호흡하고 있는지 인지하는 연습을 해 보시길 바라요. 코로 호흡하고 있는지, 호흡할 때 어깨와 등이 과하게 사용되는지…. 가능하다면 평소 일상에서도 코로 호흡하는 연습을 하시고, 어깨와 등의 긴장을 인지하고, 호흡할 때는 배와 늑골을(횡경막을) 더욱 사용하시기 바랍니다.

오늘은 호흡을 중심으로 나를 위한 달리기를 하시기 바랍니다.

전체 달리기의
80~90%를
편한 속도로~

힌트 #2. 코호흡 연습

코로만 호흡하는 것이 익숙하지 않고, 불편하신가요? 누워서 코로 호흡하기를 연습해 보세요. 달리러 나가기 전에, 이렇게 20회만 호흡을 연습해 보세요. 달릴 때 더욱 수월하게 마인드풀 러닝 호흡을 사용하실 수 있을 거예요.

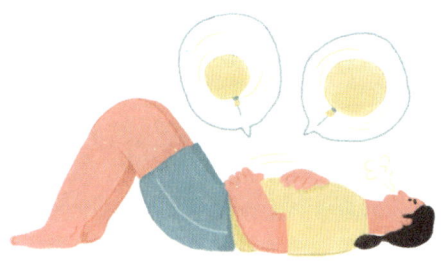

① 등을 땅에 대고 눕습니다. 심장 위에 한 손을, 배꼽 위에 한 손을 올려 놓습니다. 배 안에 풍선이 있다고 상상합니다.
② 심장 위에 놓인 손으로 심장 박동을 느낍니다. 숨이 코로 들어오고, 코로 나가는 것을 느낍니다.
③ 코로 들어오는 숨을 풍선 안에 채워 봅니다. 배꼽 위의 손이 하늘 방향으로 상승하는 것을 느껴 봅니다.
④ 코로 숨이 나갈 때, 풍선이 작아집니다. 배꼽 위의 손이 땅 방향으로 살짝 내려오는 것을 느껴 봅니다.
⑤ 위와 같은 호흡을 20회 반복합니다.

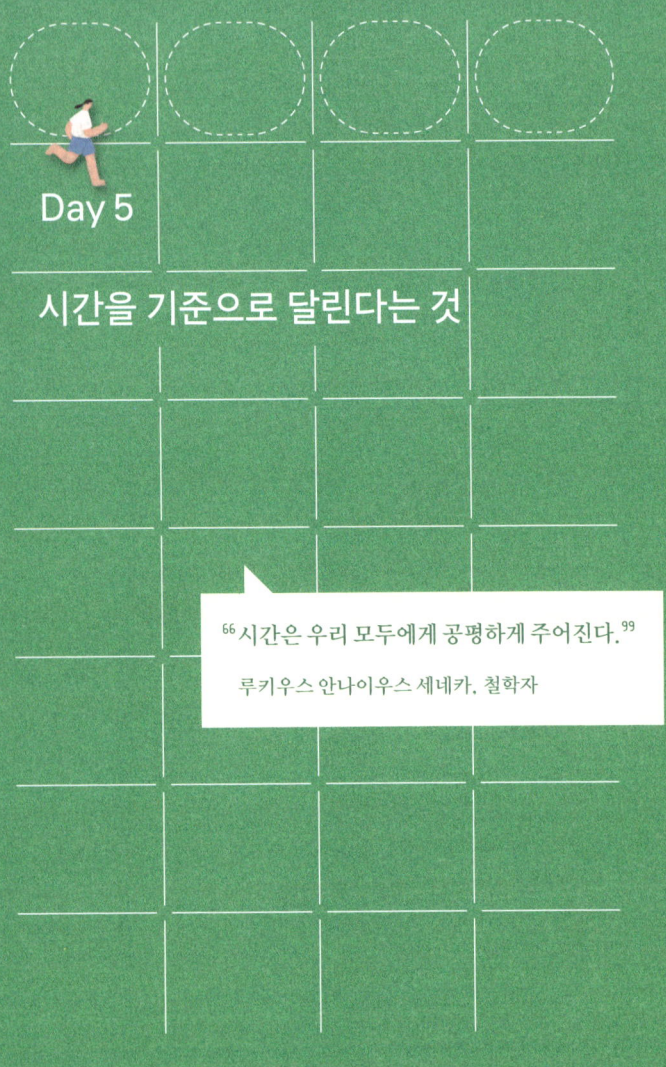

Day 5
시간을 기준으로 달린다는 것

“시간은 우리 모두에게 공평하게 주어진다.”

루키우스 안나이우스 세네카, 철학자

무엇을 기준으로 달리시나요?

보통 많은 분들이 거리를 기준으로 달립니다. 매일 5km, 혹은 일주일에 30km와 같이, 거리를 기준으로 달리고, 달린 거리를 성장의 척도로 사용하죠. 하지만 마인드풀 러닝은 달리는 거리가 아니라 '달리는 시간'을 기준으로 합니다. 거리가 아닌 시간을 기준으로 달리고, 그 시간을 기준으로 나의 성장을 관찰합니다. 시간을 기준으로 달리는 것이 부상을 방지하고 부담없이 꾸준히 건강하게 달리는 것을 돕기 때문입니다. 달리기의 기준이 거리일 때는 내가 달리기로 마음먹은 거리를 어떻게든 달려야 한다는 부담감이 따라올 수밖에 없습니다. 특히 컨디션이 좋지 않은 날에 천천히 달리면 그 거리를 달리는 시간이 더 늘어나기에, 속도를 줄이는 것이 부담이 됩니다. 무리해서라도 속도를 평소와 맞게 올리게 됩니다. 거리를 기준으로 달리는 것은 결과적으로 천천히 여유있게 달리는 것을 피하게 만듭니다. 부상이 따를 확률은 높아지고 달리기의 재미는 줄어들게 되죠.

반면 내 달리기의 기준을 시간으로 바꾸면 어떤 변화가 일어날까요?

내가 달리기로 마음먹은 시간 동안 내가 할 수 있는

달리기에 온전히 집중할 수 있게 됩니다. 컨디션이 좋지 않은 날에는 목표한 시간 동안 평소보다 속도를 줄이고 천천히 달리면서 몸의 회복을 돕습니다. 그리고 컨디션이 좋은 날에는 목표한 시간 동안 내가 할 수 있는 달리기를 마음껏 펼치며 최대한의 훈련양을 성취할 수 있습니다. 이렇게 시간을 기준으로 달리는 것은 속도와 거리에 대한 강박 없이 나만의 달리기를 즐길 수 있게 합니다.

사실은 저도 마인드풀 러닝을 시작하기 전에는 거리를 기준으로 달렸습니다. 항상 그 거리를 채워야 한다는 강박관념에 사로잡혀, 힘들어도 목표한 거리를 억지로 채우며 무리하곤 했습니다. 결국 정말 다양한 부상을 당했고 6개월 동안 달리지 못하게 만든 심리적 번아웃도 경험했습니다.

많은 세계 정상급 마라토너들도 자주 시간을 기준으로 달립니다. 항상 거리나 속도를 기준으로 달린다면, 그로 인한 압박감과 강박이 몸과 마음에 부담을 준다는 것을 경험으로 알고 있는 것이죠.

지금까지 내 달리기의 기준이 달리는 거리나 속도였다면, 이번 30일 동안은 달리는 시간으로 바꿔 보세요. 더욱 더 건강하고, 자유롭게 달리실 수 있을 겁니다.

나의 달리기에서 가장 중요한 것
☞ 적정 장비 가이드

3억 5천만 부 이상의 책을 판매한 미국의 소설가 스티븐 킹은 한 대학교 초청 강연에서 이런 질문을 받은 적이 있다고 합니다.

"스티븐 킹 작가님! 글을 쓸 때 어떤 연필을 사용하시나요? 저도 그 연필로 쓰고 싶습니다."

이 질문을 들은 스티븐 킹은 어떤 기분이었을까요? 아마 어처구니 없는 웃음을 짓지 않았을까 생각합니다. 그가 세계적인 베스트셀러 작가가 된 과정에서 중요한 건 그가 지금까지 얼마나 많은 시간을 글쓰기에 쏟았는지, 그가 글을 쓰는 이유와 신념 등일 텐데, 어떤 연필을 사용하냐고 묻다니요.

그런데 이 일화는 어쩌면 따끔하기도 합니다. 이렇게 정작 중요하지 않은 것에 집착하는 실수를 우리도 범하기 때문이죠.

달리기를 잘하는 데에 가장 중요한 건 달리기 그 움직임 자체를 익히고, 연습하는 것입니다. 그런데 많은 분들이 달리기를 시작하면 일단 가장 좋은 신발과 멋진 옷들부터 사고 봅니다. 간단한 타이머 기능만 되는 시계도 충분한데, 수십만 원이 넘는 GPS와 온갖 기능이 탑재된 시계를 구입합니다. 그것도 모자라 좋다는 영양제, 선글라스, 모자, 헤어밴드 등을 찾습니다.

물론 적당한 장비는 필요합니다. 스티븐 킹에게 종이와 연필, 혹은 노트북이 없었다면, 그는 글을 쓰지 못했을 겁니다. 하지만 스티븐 킹이 사용하는 연필이나 노트북으로 글을 쓴다고 그처럼 글을 쓸 수 없는 것처럼, 내가 쌓아온 실력보다 더 잘 달리도록 장비가 도와줄 수는 없습니다.

혹시라도 달리는 시간보다 장비들을 구비하는 데 더 많은 시간을 쏟고 있다면, 본질로 돌아오는 시간을 가져 보면 좋겠습니다.

질문 하나로 마무리하겠습니다. 아래 여섯 가지 중 나의 달리기를 위해 가장 중요한 것은 무엇일까요?

1. 꾸준히 달리러 나가기
2. '최신 과학' 기술이 담긴 러닝화와 GPS 시계 사기
   (장비 풀셋트로 무장하기)

3. 영양이 가득한 밥 잘 챙겨 먹기
4. 영양제 챙겨 먹기
5. 잠 잘자기
6. 달리기에 관한 책 읽기

모두에게, 모든 상황에 적용되는 정답은 없다고 생각합니다. 하지만 정말 중요한 것들 세 가지 정도가 이 목록 안에 있는 것 같습니다.

혹시 나의 달리기에서 가장 중요한 것이 이 중에 포함되어 있지 않다면, 제게 알려 주세요. 무엇인지 궁금합니다.

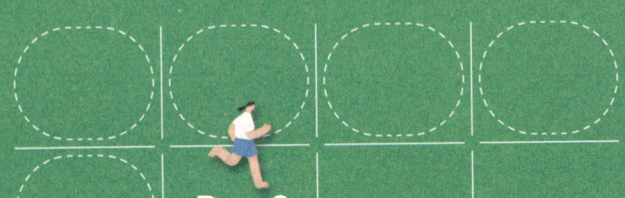

Day 6

나의 리듬을 찾는, 케이던스

> "우주에 존재하는 모든 것들은 자신의 리듬으로 춤을 춘다."
>
> 마야 안젤루, 작가

'어떻게 하면 잘 달릴 수 있을까요?'라는 질문을 자주 받습니다. '잘 달린다'는 것을 가장 효율적으로 달린다는 것으로 정의한다면, 케이던스(cadence)와 친해지라고 말씀드릴 겁니다.

케이던스는 달릴 때 1분당 발이 땅에 닿는 총 횟수로, 1초당 땅에 발이 세 번 닿는다면, 케이던스는 60 × 3 = 180입니다. 케이던스가 중요한 이유는 같은 속도로 달려도, 케이던스에 따라 달리기 효율성(running economy)이 크게 달라질 수 있기 때문인데요. 예를 들어 어떤 러너가 5분/km의 속도로 뛰는데, 케이던스 160으로 달리는 것과 케이던스를 190으로 올려서 보폭을 줄여 달릴 때 각각 5분/km 속도를 유지하는 데 들어가는 에너지의 양이 달라집니다. 각 케이던스마다 몸이 만들어 내는 달리기의 모양, 호흡의 강도, 몸이 느끼는 운동의 강도, 달리기의 효율이 달라지는 것이죠.

선수마다 개인차가 있고, 날씨, 습도, 지면의 경사 등에 따라 달리지기도 하지만, 세계 정상급 마라톤 선수들의 케이던스를 분석하면, 평균 케이던스 180으로 달립니다. 그래서 인터넷에 케이던스에 대한 자료를 찾아보면 거의 대부분 180이 최적의 달리기 케이던스라고 주장합니다. 케이던스를 180에 맞추어 달려야 한다고 제안하죠.

하지만 누구에게나 180이 정답은 아닐 겁니다. 사람마다 몸의 구조와 각 근육의 능력 및 관절의 가동범위 등이 모두 다르기에, 자신에게 가장 효율적인 케이던스가 180이 아닐 확률이 높습니다. 게다가 최적의 케이던스는 달리는 속도, 그날의 컨디션, 습도, 온도, 달리는 지면의 성질, 경사 등에도 큰 영향을 받습니다.

그래서 달릴 때마다 나의 케이던스를 스스로 인지하며 나에게 가장 효율적인 케이던스를 탐험해 보는 게 중요합니다. 케이던스를 빠르게도 해 보고, 느리게도 해 보면서 지금 달리는 순간 나에게 가장 가볍고, 효율적으로 느껴지는 케이던스를 능동적으로 찾아가는 거죠. 케이던스를 잴 때 비싼 시계는 필요 없습니다. (저는 9년 동안 3만 원 이하의 전자시계를 사용하며 문제없이 잘 달리고 있습니다.) 10초 동안 발이 땅에 닿는 횟수를 센 후, 곱하기 6을 해서 케이던스를 측정할 수 있어요.

이제 〈30일 5분 달리기〉를 시작하신지 여섯 번째 날인데요. 오늘 달릴 때, 꼭 나의 케이던스를 관찰해 보세요. 편안한 호흡과 속도를 유지하면서, 케이던스만 바꿔 보세요. (같은 속도를 유지하는 게 중요합니다.)

보폭을 넓히고 케이던스를 평소보다 낮추면 어느 정도의 무거움을 느끼는지 다시 인지해 보고, 보폭을 좁히고 케이던스를 높이면 달리는 움직임에 어떤 변화가 있는지 느껴 보세요. 발이 땅에 닿을 때마다 어느 정도의 무거움을 몸이 느끼는지 인지해 보세요.

속도를 그대로 둔 상태로 보폭을 좁혀 케이던스를 높일 때, 더 편해지는 게 느껴지시나요? 아니면 보폭을 넓혀 케이던스를 낮출 때, 더 편하신가요?

대부분 러너들의 케이던스는 보통 낮은 편입니다. 성큼 성큼, 보폭을 크게 해서 달리는 것이 다리가 길어 보여서인지 멋져 보이기도 하고, 더 힘차게 달리는 느낌이 들기에 보폭을 크게 해서 달리는 분들이 많은 것도 같습니다. 하지만 이렇게 의식적으로 보폭을 크게 해서 달리면 달리기 효율성이 떨어질 확률이 높을 뿐만 아니라, 보폭이 짧을 때보다 착지할 때 몸이 소화해 내야 하는 충격이 커지기에 부상의 위험도 커집니다.

'어떻게 하면 잘 달릴 수 있을까요?'라는 질문에 대한 답이 꽤 길었는데요. 한 문장으로 요약해 드릴테니 꼭 기억해 주세요. '달릴 때마다 케이던스를 빠르게, 또 느

리게 해 보면서, 나에게 가장 편한 케이던스, 나만의 리듬을 찾아가 보세요.'

다시 말씀드리지만 꼭 180에 맞출 필요 없습니다. 오늘, 내 달리기를 더욱 가볍고 쉽게 해 주는 나의 리듬을 찾아가며 달려 보시길 바랍니다.

달리기 전과 후, 몸은 어떻게 풀죠?
☞ 웜업과 쿨다운 가이드

달리기 전의 루틴이 있으신가요? 달리고 난 후에는요? 달리기를 잘할 수 있도록 달리기 전에 몸을 풀어주는 것은 꽤나 중요합니다. 특히 오랜 시간 동안 앉아서 경직된 자세로 시간을 보내는 우리 현대인들에게는요.

걷기와 다르게 달릴 때는 한 발이 몸의 모든 체중을 잠시나마 지지하고, 앞으로 나아가는 추진력을 냅니다. 평소 오래 앉는 생활 습관을 갖고 있으며 자주 걷지 않다가 갑자기 달리기 시작하면 몸에 무리가 오기 쉬워요.

그래서 달리기 전에는 달리는 움직임을 단계적으로 모방하는 웜업 동작들을 해 줌으로써, 목, 어깨, 가습, 다리, 발목 등이 함께 원활하게, 건강하게 움직이는 것을 연습해 주면 좋아요. 그렇게 부상을 예방하고 더 잘 달릴 수 있게 도와줄 수 있습니다.

달릴 때, 우리 몸은 비슷한 방식으로 계속 움직입니다. 예를 들어 광배근은 달릴 때 팔을 당기는 움직임에 상당히 중요한데요. 달리는 동안 광배근은 달리기 스윙의 운동범위 안에서만 수축과 이완을 반복합니다. 이렇게 한정된 범위 안에서만 수축 및 이완이 반복되는 활동은 달릴 때 광배근뿐만 아니라 허벅지의 앞뒤, 코어, 장요근 등 달리기 움직임에 관여하는 모든 근육들에서 일어납니다.

    그래서 달리고 난 후 바로 운동을 끝내는 것보다, 달릴 때 많이 쓰인 부위들의 움직일 수 있는 범위를 최대한 일깨워 주면 좋습니다. 팔을 크게 돌리며 가슴과 등을 크게 열고 닫아 보기도 하고, 앞뒤로 발차기를 하며 골반을 열어 주고 닫아 줍니다. 근육들을 이완시켜 주고, 관절의 가동범위를 다시 살려 주는 것이죠. 몸의 각 부위당 짧게 10초씩이라도, 달릴 때의 움직임과는 다르게 움직여 주세요. 달린 후 바로 멈추지 않으므로 체온이 천천히 떨어지고 덕분에 심장과 폐가 천천히 일상생활 범위의 리듬으로 돌아오는 시간을 가지면서 몸의 회복을 돕고 부상 방지에도 도움을 줄 겁니다.

마인드풀 러닝에서는 다양한 웜업과 쿨다운 동작들을 사용합니다. 독자분들을 위해 이 동작들을 모두 설명하는 영상을 만들었습니다. 처음부터 모든 웜업, 쿨다운 동작들을 익힐 필요는 없습니다. 하루에 하나씩이라도 따라하며 익혀 보세요. 나에게 특별히 어색한 움직임은 더 자주 연습해 보세요. 어색한 만큼 더 도움이 될 겁니다.

    달리기 전의 간단한 웜업으로 더욱 가볍고 즐겁게 달릴 수 있으며, 달린 후 간단한 쿨다운으로 부상을 예방하고 더욱 상쾌하게 달리기를 마무리 할 수 있습니다. 5분만 달린다 하더라도, 영상 속 웜업과 쿨다운을 실행하시면 몸의 움직임이 더욱 가볍고 자연스러워질 뿐만 아니라, 달리기 후 회복도 빨라질 겁니다. 영상에 한발에 체중 싣기, 양팔 반대로 돌리기, 골반 열기 발차기, 햄스트링 스트레칭 등을 소개했습니다. 오늘 달리기 전후에 한 동작만이라도 꼭 해 보세요.

웜업 ▸ 한 발에 체중 싣기

① 오른발을 한 발자국 앞으로 놓습니다.
② 왼발부터 머리 끝까지 일직선을 유지하며 척추를 최대한 길게 만든 상태로, 오른 무릎을 앞으로 굽히며 무게 중심을 앞으로 이동시킵니다.
③ 오른발 바닥은 가능한 넓게 펼치며, 체중의 80% 이상을 오른발 바닥에 놓습니다.
④ 오른쪽 엉덩이 근육에 힘이 들어가는 것을 느낍니다.
⑤ 10초 동안 그 자세를 유지합니다.
⑥ 왼발로 바꿔서 실시합니다.
⑦ 오른발/왼발 총 2회씩 실시합니다.

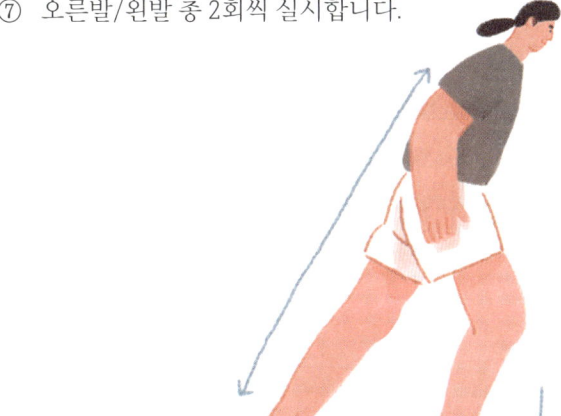

웜업 ▸ 양팔 반대로 돌리기

① 천천히 걷습니다.
② 오른팔을 하늘 위로 쭈욱 뻗고, 앞으로 떨어트리는 방향으로 천천히 돌립니다.
③ 팔을 돌릴 때, 가능하면 어깨가 으쓱하지 않고 팔만 독립적으로 돌아가게 배에 힘을 주고 천천히 합니다. 천천히 정교하게 움직임을 조절하는 것이 무작정 빨리 움직이는 것보다 좋습니다.
④ 오른팔을 앞으로 돌리는 동작을 유지하며, 왼팔을 하늘 위로 쭈욱 뻗고 뒤로 떨어트리는 방향으로 천천히 돌립니다.
⑤ 이와 같이 오른팔을 앞으로, 왼팔을 뒤로 돌리는 동작을 10초간 지속합니다.
⑥ 동작 후 반대로 (오른팔을 뒤로, 왼팔을 앞으로) 10초 돌립니다.

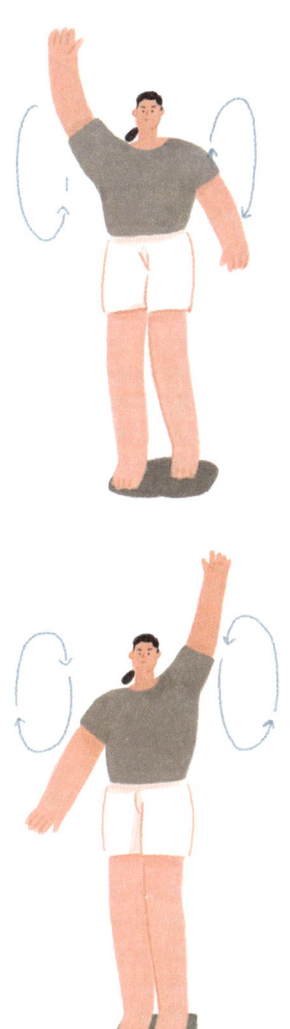

처음에 바로 쉽게 되지 않을
수도 있습니다. 그럴 때는
더 천천히 해 보세요.
걸으며 하기 힘들다면 가만히
선 채로 먼저 해 보세요.

쿨다운 ▶ 골반 열기 발차기

① 왼발을 땅에 굳게 지지한 상태에서, 오른다리를 왼쪽 30~45도 각도로 무릎을 살짝 굽힌 상태로 찹니다.
② 이때 시선과 상체는 반대로 틀어줍니다. (오른쪽으로)
③ 오른발을 땅에 굳게 지지한 상태에서, 왼다리를 오른쪽 30~45도 각도로 무릎을 편하게 굽힌 상태로 찹니다.
④ 이때도 시선과 상체는 반대로 향하게 합니다. (왼쪽으로)
⑤ ①-②, ③-④를 각각 10회씩 합니다.

웜업 & 쿨다운 동작 익히기 ▶▶▶

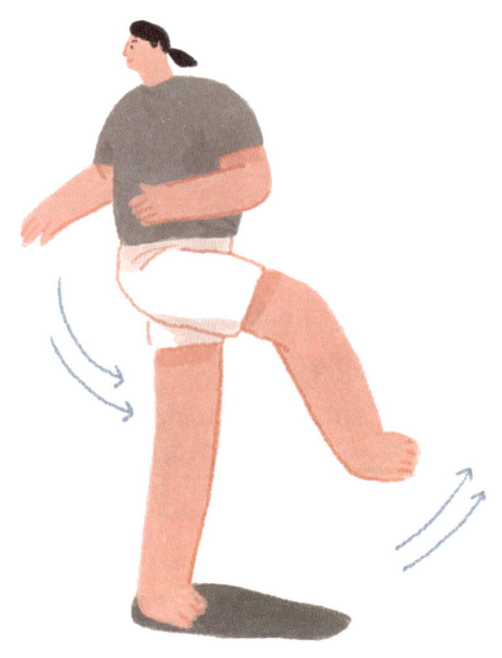

각 다리를 차고 나서 조금 걸은 다음, 반대 다리를
차는 형식으로 걸으면서 하면 더 좋습니다.

“ 여행작가이자 생활운동가. 그리고 작은 3평 서점 @iam.callingbooks의 디렉터인 이지나입니다. 운동도 책으로 배웠던 사람이 2019년 성우 코치를 만나고, 달리기와 친해지며 변화된 일상을 살고 있습니다.”

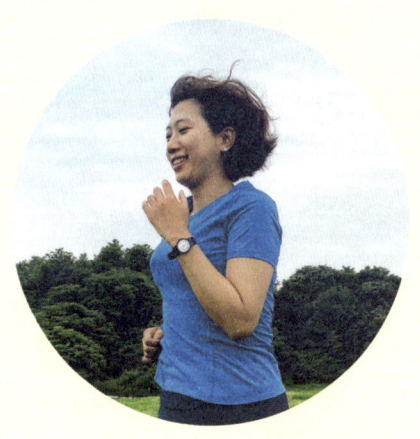

함께 달리는 이지나 님 이야기

마인드풀 러닝 스쿨의 〈30일 5분 달리기〉 랜선 프로그램에 처음 참가할 때를 되돌아본다면?

저는 2017년 김연수 작가의 책 〈지지 않는다는 말〉 속에 담긴 달리기에 관한 글 때문에, 마라톤과 달리기에 관심을 두게 됐어요. 평소 호기심이 많고 궁금한 것을 실행에 빠르게 옮기는 편이라, 사실 전혀 준비 없이 나이키 우먼스 하프 마라톤을 경험 삼아 뛰고 걸어 봤습니다. 그 뒤로 1년에 한두 번 정도 10킬로 마라톤을 나가 봤고, 룰루레몬의 커뮤니티 클래스에서 성우 님을 만나게 되었죠.

성우 님 가까이에서 달리기의 매력을 알게 되고, 〈서울숲 맨발 달리기〉, 룰루레몬의 〈런클럽〉 등을 통해 달리기와 조금씩 친해졌습니다. (하지만 늘, 속도는 제일 꼴찌였어요.)

프로그램에 참가하며 경험한 변화가 있었다면?

달리고 싶어서 아침에 일찍 일어난 적도 있고, 살아 있음을 오감으로 체험했어요. 달리기를 꾸준히 하니 자연스레 유산소 운동이 늘고 6개월 만에 잰 인바디에서는 몸무게는 같았지만, 근육량이 늘고, 체지방이 그만큼 빠져 있는 몸의 변화도 경험했습니다.

달리고 난 뒤의 즐거움, 좋음을 알고 나니 어떤 날씨에도 (비가 많이 올 때는 제외) 일단 밖으로 나가 보는 사람이 됐고, 겨울이 이렇게 달리기 좋은 계절이라는 것을 이 프로그램을 통해 알게 됐습니다.

기억에 남는 경험이 있다면?
'5분의 기적'을 매일 체험했습니다. 매일 달리기는 분명 쉽지 않았지만, 5분 달리기를 통해 자연스레 습관이 된 달리기를 마주할 수 있어서 정말 기뻐요. 몸을 움직이고 땀을 흘리며 느끼는 상쾌함은 그 어떤 것보다 제 일상의 큰 기쁨이 됐습니다. 5분이기에 쉽게 마음먹고 도전해 볼 수 있었지요.

'내가 할 수 있는 달리기를 하다 보면 내가 할 수 없던 달리기를 하게 된다'는 마인드풀 러닝 스쿨의 모토를 좋아합니다. 저 또한 2020년 6월 이 프로그램을 시작한 첫 달에 90킬로를 달렸어요. 거리가 목표가 아니었는데 말이에요.

달리기를 즐기는 모습을 인스타그램 등에 공유하다 보니 달리기 친구들이 생기고, 함께 달리기도 합니다. 생활 패턴과 만나는 사람들이 운동하는 사람들로 약간 재편된 기분도 들어요.

억지로 만들어 낸, 어렵게 훈련한 거리가 아니라는 것에 저는 큰 의미를 둡니다. 즐겁게 달리다 보니 한 달에 이만큼을! 달릴 수 있는 사람이 된 게 참 기쁩니다.

〈30일 5분 달리기〉 랜선 프로그램의 장점을 하나 들자면?
어디서든 마음만 먹으면 5분 달리기를 할 수 있다는 것. 그리고 이메일로 받는 '명상' 영상과 오디오 가이드는 기분 좋게 귓가에 남습니다.

이제 막 〈30일 5분 달리기〉를 시작하는 독자들께.
하루 5분의 기적을 믿으세요! 일단 문밖으로 나가거나, 이미 나와 있는 시간을 활용해 보세요. 일부러 '운동복을 입고, 운동화를 신고 운동해야겠다.'는 생각보다, 일상 안에서 활용할 수 있는 동선이 있다면 그걸 활용해 보시길 권합니다. 속도나 거리를 잊고, 좋아하는 길, 늘 산책하던 공원을 달려 보는 것부터 시작하세요!
　매일 같은 장소를 달려 보면 계절이 다르게 느껴지고, 평소 숨이 차던 구간이 처음보다 좀 더 먼 곳이 되는 경험도 할 수 있을 거예요. 내 몸과 친해지고, 건강해지는 첫걸음으로 이 프로그램을 활용하시길 바랍니다. 일단 도전하고, 시작하기로 한 여러분을 응원합니다!

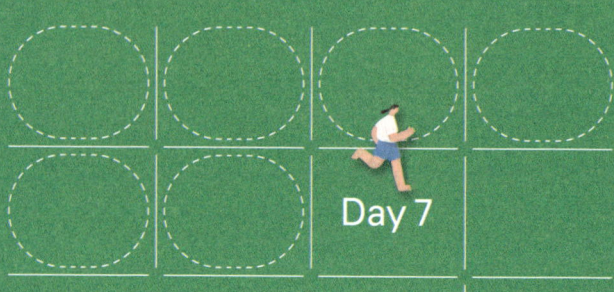

Day 7

달리기 전에 장착해 보는, 성장 마인드셋

> ⁶⁶[고정 마인드셋의] 세계에서 '노력'이란 나쁜 겁니다. 실패와 마찬가지로. 멍청하고 재능이 없는 사람이나 노력하고 애쓰는 거지요. 똑똑하고 능력 있는 사람에게는 노력 따윈 필요치 않습니다. 그러나 성장 마인드셋의 세계에서는 노력이란 곧, '나를 지식과 재능을 갖추도록 만들어 주는 것'으로 여겨집니다.⁹⁹
>
> 캐럴 드웩, 〈마인드셋〉 중

사회심리학과 발달심리학 분야의 세계적인 석학 캐럴 드웩 스탠퍼드대 심리학과 교수에 따르면 사람에게는 두 가지 마인드셋(마음가짐)이 있다고 합니다. 바로 성장 마인드셋과 고정 마인드셋인데요. 성장 마인드셋을 가진 사람은 본인의 지능이나 성격과 같이 보통 '근본적'이라고 여겨지는 특성이 노력을 통해 변할 수 있다고 믿는 반면, 고정 마인드셋을 가진 사람은 이러한 특성이 타고난 것이기에 노력을 한다 해도 변할 수 없다고 믿는다고 합니다.

달리기에 성장 마인드셋과 고정 마인드셋을 적용해 보면 어떨까요?

현재 달리기 실력이 똑같은 지수와 민희. 둘은 친구이지만 달리기에 대해 다른 마인드셋을 갖고 있습니다.
    지수는 달리기에 대해 "나는 지금 내가 원하는 만큼 달리기를 잘하지 못하고, 달리기가 어려워. 하지만 내가 할 수 있는 달리기를 꾸준히 해 나가고 관련해서 계속 공부하고 알아 간다면, 나는 달리기를 더 잘할 수 있을 거야."라는 성장 마인드셋을 갖고 있는 반면, 민희는 "나는 원래 달리기를 잘 못해. 달리기는 너무 어려워. 내가 달리기에 더 시간을 쏟고 노력해도 달라지는 건 없을거야. 나는 원래 달리지 못하는 사람이니까."라는 고정 마인드셋을 갖고 있죠.

지수와 민희 중, 아무래도 지수가 앞으로 달리기에 더 시간을 쏟고, 즐길 확률이 더 높겠죠?

그렇다고 민희가 달리기에 대한 마인드셋을 바꿀 수 없는 것은 아닐 겁니다. 캐럴 드웩 교수는 한 사람이 모든 것에 대해서 성장 마인드셋 혹은 고정 마인드셋을 갖고 있지는 않는다고 이야기합니다.

저도 완전히 성장 마인드셋을 갖고 있다거나, 완전히 고정 마인드셋을 갖고 있지 않습니다. 달리기, 글쓰기, 그림 등에는 성장 마인드셋을 갖고 있지만, 아침에 일찍 일어나는 것에 대해서는 강한 고정 마인드셋을 갖고 있어요.

새벽 4시에 일어나는 '미라클 모닝'을 실천하고, 아침 8시 전에 이미 그날의 달리기와 명상, 요가를 완료하는 저를 상상해 봅니다. 하지만 곧 '하… 어쩌겠어. 나는 아침형 인간이 아닌걸.' 하며 아침에 일찍 일어나는 걸 애초에 포기해 버립니다. 성장 마인드셋을 갖고 '아침에 일어나는 것이 나에겐 어렵고 내가 잘 못하지만, 아침에 일어나는 것에 대한 보상을 주면서 꾸준히 체계적으로 노력하면 아침에 잘 일어나는 사람이 될 수 있지 않을까?'라고 생각할 수도 있을 텐데 말이죠.

지금 〈30일 5분 달리기〉 책을 읽으며 매일 5분 달리기에 도전하고 있는 여러분은 달리기에 대해 어떤 마인드셋을 갖고 계신가요? 달리기 말고, 나의 다른 중요한 삶의 요소들에 대한 마인드셋은 어떤 모습인가요?

저는 '아침형 인간'에 대해서 성장 마인드셋으로 바라보는 연습을 하겠습니다. 제가 달리기에 갖고 있는 성장 마인드셋을, 아침형 인간에 적용시켜 보는 것이죠.

"달리기에 대해 어떤 마인드셋인가!
성장, 고정 모두 갖고 있는 것 같아요. 어느 정도 성장할 거라 알고 믿지만, 한계점이 있을 거라는 고정적인 마인드.
조금씩 성장하고 변하는 저를 즐기렵니다."

신수진 님

여러분도 변화하고 싶은 삶의 요소에 대해 성장 마인드셋으로 바라보는 연습을 저와 함께해 보면 어떨까요? 달리기를 고정 마인드셋으로 바라보고 계신다면, 성장 마인드셋으로 바라보는 연습을 함께해 봐요. 즐겁고 건강하게 달리는 삶을 만들어 나가는 데에 큰 도움이 될 것입니다.

오늘, 달리기에 대해 성장 마인드셋을 갖고 달려 보시기 바랍니다.

"'Life is only as good as your mindset.'라는 문장을 좋아하는데, 달리기에 관해선 고정보다는 성장 마인드셋에 가까운 것 같아요. 그래서 이 클래스를 시작할 수 있었고요! '몸과 마음 모두 더 나아질 수 있다, 좋은 변화를 경험해 보자!'라는 다짐과 함께 하루하루 실천할 수 있음에 감사해요. 다 쌤들 동료분들 덕분입니다!

오가은 님

미션 #2. 코호흡하며 편한 속도로 15분 달리기

이 책의 목표는 30일 매일 최소 5분을 코로만 호흡해도 편안한 속도로, 즐겁게 달리는 것인데요. 혹시라도, 5분이 짧게 느껴지시는 분들을 위한 미션을 준비했습니다.

오늘은 한번 15분을 목표로 달려 보세요. 15분이 버겁게 느껴진다면, 5분 달리고, 1분 걷기를 세 번 반복해 보세요. 한번 해 보시고, 커뮤니티에 미션 인증해 주세요.

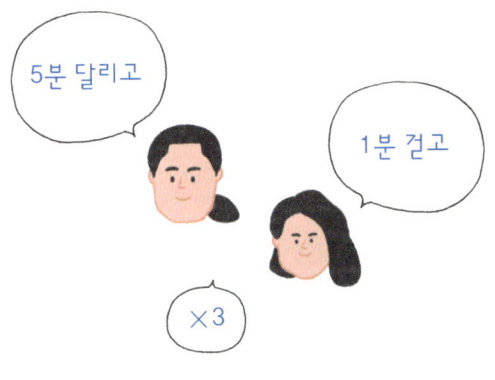

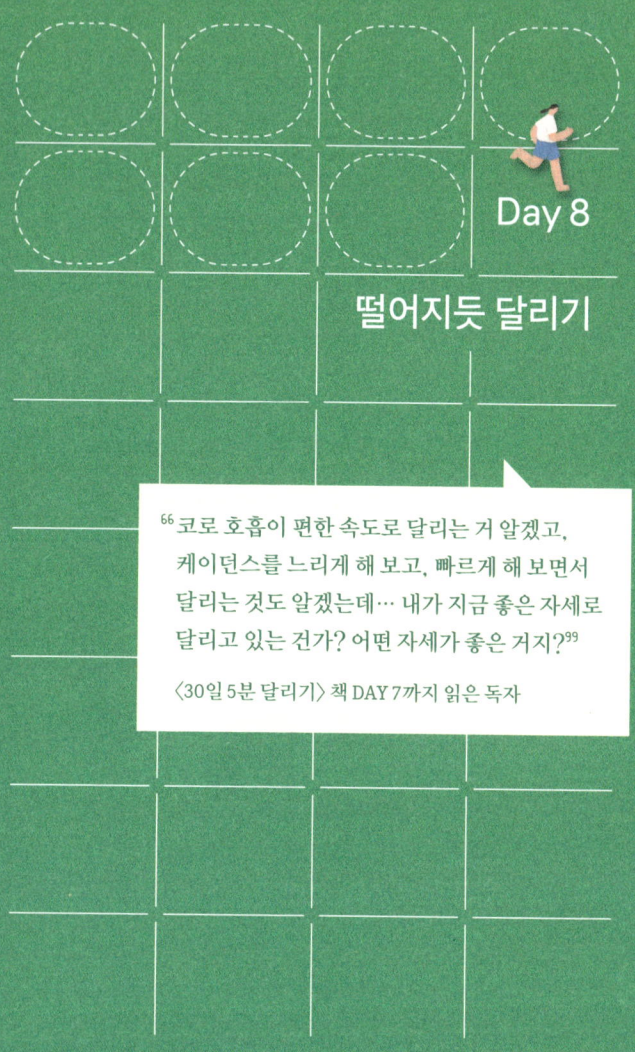

Day 8

떨어지듯 달리기

"코로 호흡이 편한 속도로 달리는 거 알겠고, 케이던스를 느리게 해 보고, 빠르게 해 보면서 달리는 것도 알겠는데… 내가 지금 좋은 자세로 달리고 있는 건가? 어떤 자세가 좋은 거지?"

〈30일 5분 달리기〉 책 DAY 7까지 읽은 독자

어떤 자세가 좋은 건지, 내가 지금 좋은 자세로 잘 달리고 있는지, 잘하고 있는 건지 의문인가요? 좋은 자세에 대해 이야기하기 전에, 먼저 꼭 이해해야 할 사항이 있습니다. 모두에게 정답인 '최고의 달리기 자세'는 없다는 것입니다. 한 사람, 한 사람 모두 정말 다른 비율의 몸, 운동 경험, 습관을 지녔고, 자란 환경이 다릅니다. 모든 사람들이 지향해야 할 단 한가지의 자세가 있을 수 없습니다.

이것은 세계 최고 달리기 선수들의 달리기 자세를 분석해도 명확하게 드러납니다. 세계 메이저 마라톤 대회 및 유명한 800m, 3천 미터 장애물 경기, 하프 마라톤, 트레일 러닝 대회의 영상들을 유튜브에서 찾아보세요. 각 분야 세계 최고 수준의 러너들이 모두 똑같은 '모범적인 자세'로 달리는 것이 아니며, 개개인 모두 조금씩 다른 모양으로 달리는 것을 보실 수 있을 겁니다.

또한 모범적이고 효율적으로 보이는 자세로 달린다고 해서, 그보다 어색하고 엉뚱해 보이는 자세로 달리는 사람보다 항상 더 잘 달리는 건 아닌 것 같습니다. 엄청난 폭우와 낮은 기온으로 많은 이변이 있었던 2018년 보스턴 마라톤 대회의 남자부를 보면, 꽤나 '어색한 자세'로 달리는 일본의 가와우치 선수가 교과서에 나올 만한 자세로 달리던 케냐의 키루이 선수를 추월하고 우승하는 것을 보실 수 있습니다. 달리기 자세와 모양이 전부가 아닌 것을 느낄 수 있는 대회 중 하나죠.

그렇다고 자세가 아예 중요하지 않은 건 아닙니다. '정답'인 자세는 없지만, '나에게 좋은 자세'에 대한 아이디어는 갖고 있어야 합니다.

예를 들어 달릴 때 몸의 기울기를 몸의 무게중심 앞으로 떨어지듯 하는 것이 수직 혹은 뒤로 젖히는 것보다 유리합니다. 이때 무리하지 않으며 만들 수 있는 기울기의 정도는 개인의 근신경계 발달 정도, 발목과 골반의 가동성, 달리기 경험, 착용하고 있는 신발의 스타일 등에 따라 달라질 겁니다. 꼭 기억해 주세요! 머리와 목, 어깨만 앞으로 나가서 기울기를 만드는 것이 아니라, 척추를 길게 유지한 상태에서 몸 전체가 앞으로 '떨어지듯' 기울어지는 것을요.

자세 외에 정말 많이 받는 질문은 발 착지에 관한 질문입니다. '발 착지를 어떻게 해야 하나요? 앞발, 중발, 뒤꿈치 중 무엇이 좋은가요?'와 같은 고민을 분명 갖고 계실 겁니다.

이 질문에 대한 가장 기본적인 답은, '뒤꿈치가 아닌 앞발이나 중발로 착지하세요.'입니다. 매번 착지할 때 몸이 사용할 수 있는 중력에너지를 발의 아치와 아킬레스건 등이 흡수해서 재사용하지 못하면, 에너지 경제성이 떨어지고, 발목, 무릎, 허리 등에 '충격'으로 쌓이게 되어 부상으로 이어질 확률이 높아지게 됩니다.

그렇다고 해서 '뒤꿈치로 착지하면 안 되니, 나는 앞발, 중발로 착지해야지.' 하며 발과 발목을 인위적으로 움직여서 앞발/중발 착지를 만들어 내는 것은 위험합니다. 이렇게 되면 발의 아치, 발목, 무릎 혹은 고관절이 필요 이상으로 일을 하면서 부상으로 이어질 확률이 높습니다. 실제로 앞발/중발 착지를 억지로 만들어 내려다 발목이나 무릎 부상을 입은 분들이 정말 많아요.

그러면 어떻게 좋은 착지를 만들 수 있을까요? 다음 '힌트 #3. 마인드풀 러닝 자세'를 참고해 주세요. 영상을 함께 보시면 달리기 자세에 대한 좋은 아이디어들을 발견하실 수 있을 겁니다.

힌트 #3. 마인드풀 러닝 자세

자연스럽게, 효율적으로 달리고 싶다면, 앞발, 중발, 뒤꿈치 착지에 대한 생각을 아예 머릿속에서 지워 버리고 다음과 같이 해 보세요.

1. 앞으로 떨어지듯 기울이기

발바닥부터 머리끝까지를 길게, 척추가 가장 긴 상태를 유지해서 서 보세요. 그 자세에서, 중력에 의해 몸이 앞으로 떨어지듯이 기울이다가, 넘어질 것 같을 때 왼발을 내딛어서 떨어지는 몸을 잡아 주세요. 다시 척추가 긴 상태를 유지해서 선 상태로 돌아와서 앞으로 떨어지듯 기울다가 오른발을 내딛어 보세요.

여기서 주의할 것은 머리와 목, 어깨만 앞으로 나가서 기울이는 것이 아닙니다. 척추를 길게 유지한 상태에서, 몸 전체가 앞으로 중력에 의해 '떨어지는' 것이에요.

달릴 때 이런 식으로 살짝 앞으로 떨어지는 듯한 느낌으로 달려 보세요. 내 달리기를 더욱 편하게 해 주는 기울기를 찾아가면서 달려 보세요. 몸이 달리기에 익숙해지는 정도, 달리는 지면의 경사 등에 따라서 나에게 편한 기울기의 정도는 계속 변화할 겁니다. 케이던스를 인지하듯 기울기를 인지하며 달려 주세요.

2. 달리는 리듬/케이던스 조절

DAY 6에서 설명드린 것처럼 케이던스를 더 빠르게, 또 느리게 해 보세요. 리듬에 따라, 발 착지도 바뀔 겁니다. 보통 리듬이 빨라질수록 앞발/중발 착지가 자연스레 만들어집니다. 온전히 인지하여 리듬을 빠르게, 느리게 해 보면서 그날 그날 어느 정도의 리듬이 나에게 편한지 계속 탐험해 보세요.

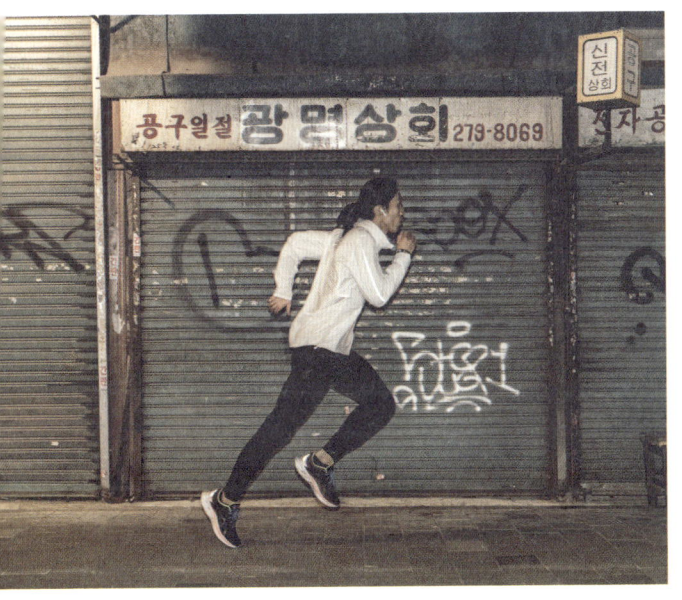

기울기와 마찬가지로 그날의 컨디션과 달리는 코스의 지면, 속도에 따라 나에게 좋은 리듬은 계속 변화할 겁니다. 매번 달릴 때마다 리듬을 계속 인지하고 탐험해 주세요.

☞ 정리: 중력을 인지하며, 케이던스와 몸의 기울기를 계속 변화시켜 봅니다. 어떤 리듬과 기울기일 때 내 달리기가 가장 가볍고 자유롭게 느껴지는지 인지해 보세요. 몸의 기울기를 좀 더 앞으로 해 보기도 하고, 케이던스를 평소보다 빠르게 해 보세요. 더욱 자연스럽고 효율적인 착지와 달리기 움직임을 만들어 갈 수 있을 겁니다.

아래 '마인드풀 러닝 자세' 영상을 통해 달리기 자세와 착지에 대한 좋은 아이디어들을 얻어 가시길 바랍니다. 이 영상 하나 보시는 것으로 자세나 착지에 관한 많은 오해와 잘못된 정보들로부터 벗어나고, 나만의 좋은 자세를 만드실 수 있을 겁니다.

마인드풀 러닝 자세 영상 보러 가기 ▶▶▶

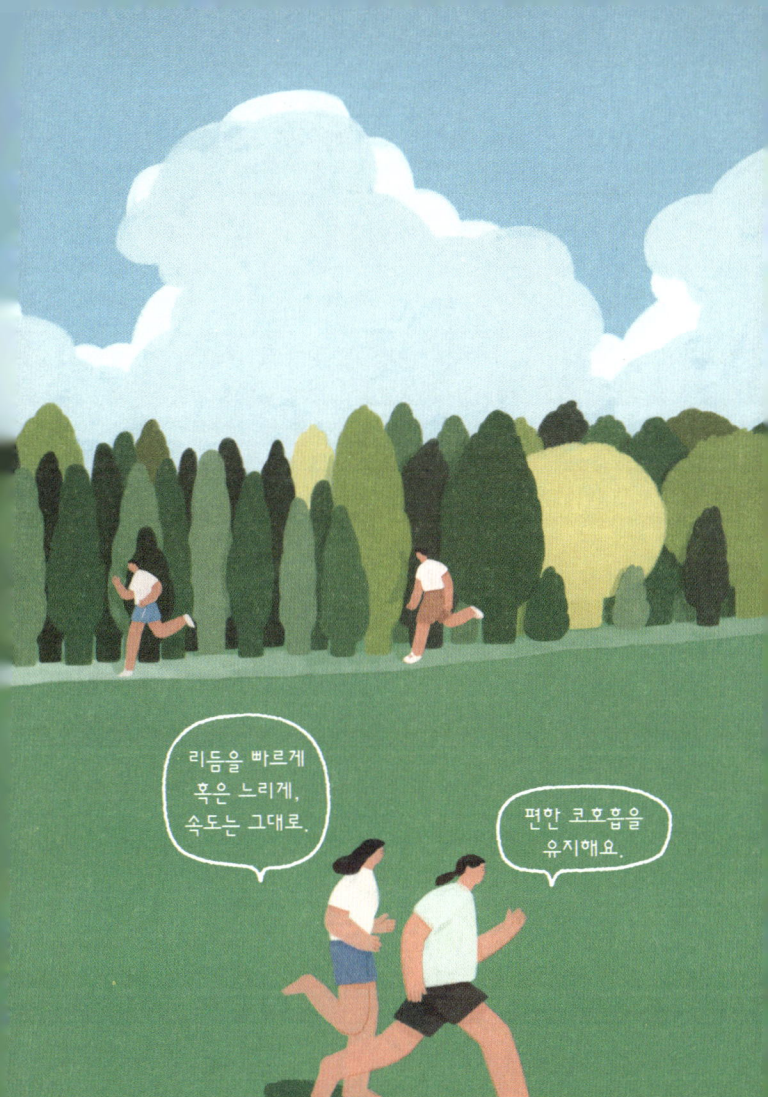

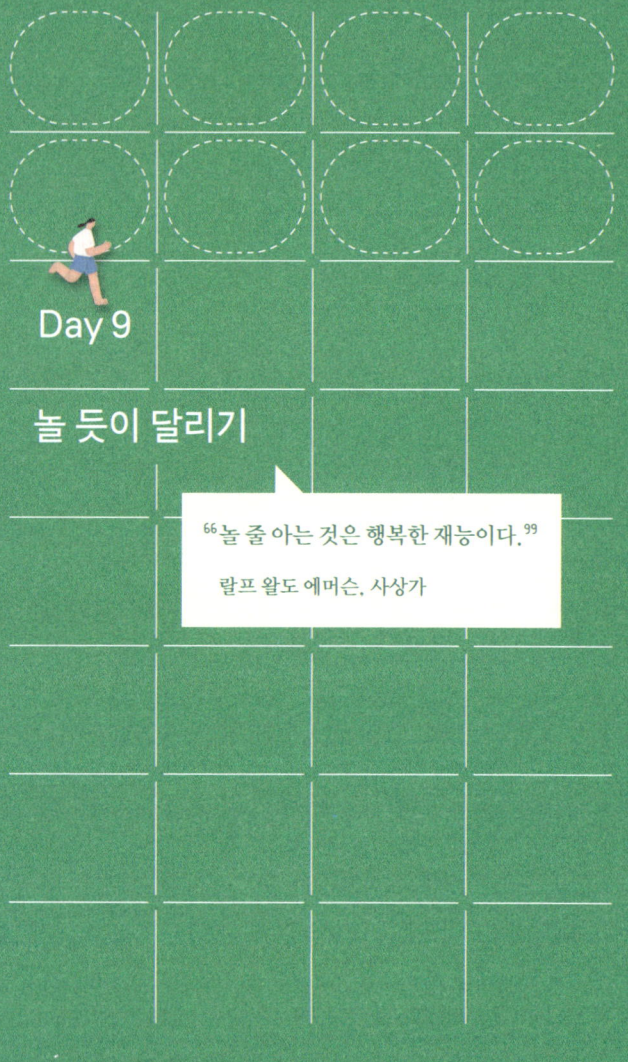

Day 9

놀 듯이 달리기

> "놀 줄 아는 것은 행복한 재능이다."
>
> 랄프 왈도 에머슨, 사상가

제가 만난 케냐 선수들은 모두 어렸을 때 집에서 3~10km 떨어진 학교에 맨발로 등하교했다고 합니다. 학교 가는 길에 마주치는 친구들과 함께 걷고 달렸다고 해요. 그리고 주말에도 친구들과 뛰어놀았다고 합니다. 초등학교 1학년때부터 일주일에 적게는 30km, 많게는 100km 이상을 산소가 희박한 해발 2천 미터 이상의 고지대에서 걷고, 달리며 생활한 것이죠.

흥미롭게도 그들이 처음부터 육상 선수가 되기 위한 수단으로써 달리기를 한 건 아니라고 해요. 학교에서 '체육점수'를 잘 받기 위해 달린 것도 아니었고요. 등교를 해야 하는데 두 다리를 쓰는 방법이 유일했어요. 걷는 것보다는 달리면 조금 더 빨리 갈 수 있었기에 걷고 달리기를 반복하며 등하교를 한 거죠. 억지로 애를 쓰며 노력하며 달린 것이 아니라, 등하교 길을 함께 하는 친구들과 같이 놀면서 달렸다고 해요.

이렇게 놀면서 달리는 것은 더 좋은 10km 기록을 위해, 풀 마라톤 완주를 위해, 많은 노력과 에너지를 투자하며 달리기를 해 나가는 것과는 그 성질이 완전히 다릅니다.

풀 마라톤 완주나 10km 기록 향상을 위해 달리는 것이 좋지 않다는 것이 아닙니다. 다만 이렇게 목표 성취를 위한 수단으로써 달릴 경우, 달리기가 줄 수 있는 즐거움과 자유로움을 잊기 쉽습니다. 달리기가 강박이 되고, 기록 욕심에 짓눌리게 될 확률이 높아지죠. 이렇게 강박을 느끼며 억지로 달리게 될 경우, 달리기는 재미없어지고, 부상이 일어날 확률이 높아져서 오래 지속적으로 달리지 못하게 됩니다.

지금 〈30일 5분 달리기〉 책을 읽고 계신 독자분 중, 달리기 기록에 대한 욕심이 생기고, 풀 마라톤 완주나 10km 기록을 향상시키고 싶은 분들도 계실 겁니다. 이러한 목표를 갖고 있는 것은 달리기에 대한 좋은 동기부여가 될 수 있어요. 하지만 이 목표에만 매달리다가 달리기에 대한 즐거움을 잊지 않으셨으면 좋겠습니다. 달리기 목표를 위한 훈련의 달리기도 하시되, 놀 듯이 자유롭게 달리는 시간도 나에게 허락해 주시면 좋을 것 같습니다.

놀 듯이, 자유롭게 달리는 건 마음을 비우는 과정과도 비슷합니다. 속도, 거리, 기록에 대한 욕심을 비워 봅니다. 지금 이 순간 달리고 있는 나에게 온전히 집중해 봅니다. 호흡, 기울기, 리듬을 인지해 봅니다. 달리면서 보이는 풍경, 들리는 소리, 스치는 바람을 느껴 봅니다.

　이제껏 달려 본 적 없는 장소를 지나며 그곳을 관조하며 뛰어 봅니다. 항상 달리는 속도보다 더 천천히, 혹은 빠르게도 달려 보며, 다양한 속도에서의 나의 달리기를 느껴 봅니다.

　시계, 핸드폰을 집에 놓고 나가 봅니다. 시간, 거리, 속도를 신경쓰지 않고 코로만 호흡하면서 무리 없이 자유롭게 달려 봅니다. 마음속으로 10초를 세며 빨리 달리고, 30초 정도를 천천히 달리고, 또 20초를 빨리 뛰어 보기도 하고요.

　익숙한 길을 거꾸로 달려 봅니다. 구름의 모습을 보기도 합니다. 기울기와 케이던스를 다시 인지해 보면서, 자유롭게 나만의 달리기를 만들어 나갑니다.

이렇게 달리기 그 자체의 경험에 집중하며, 자유롭게 놀 듯이 달리는 시간은 나에게 달리기의 즐거움과 자유로움, 희열을 잊지 않게 도와줄 거예요.

오늘 한번, 놀 듯이 달려 보시기를!

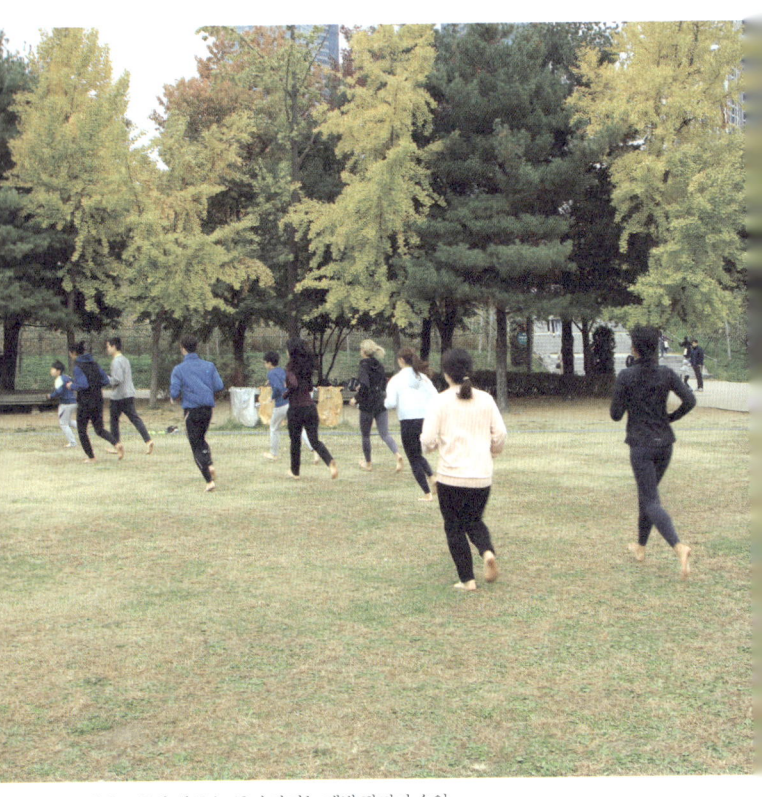

맨발로 풀밭 위를 놀 듯이 달리는 맨발 달리기 수업.

Day 9

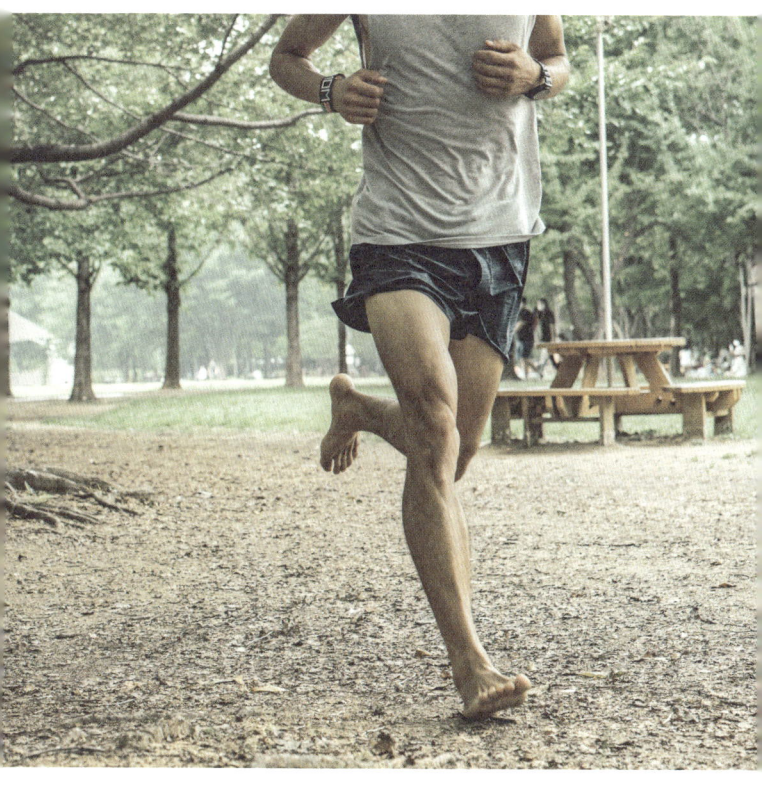

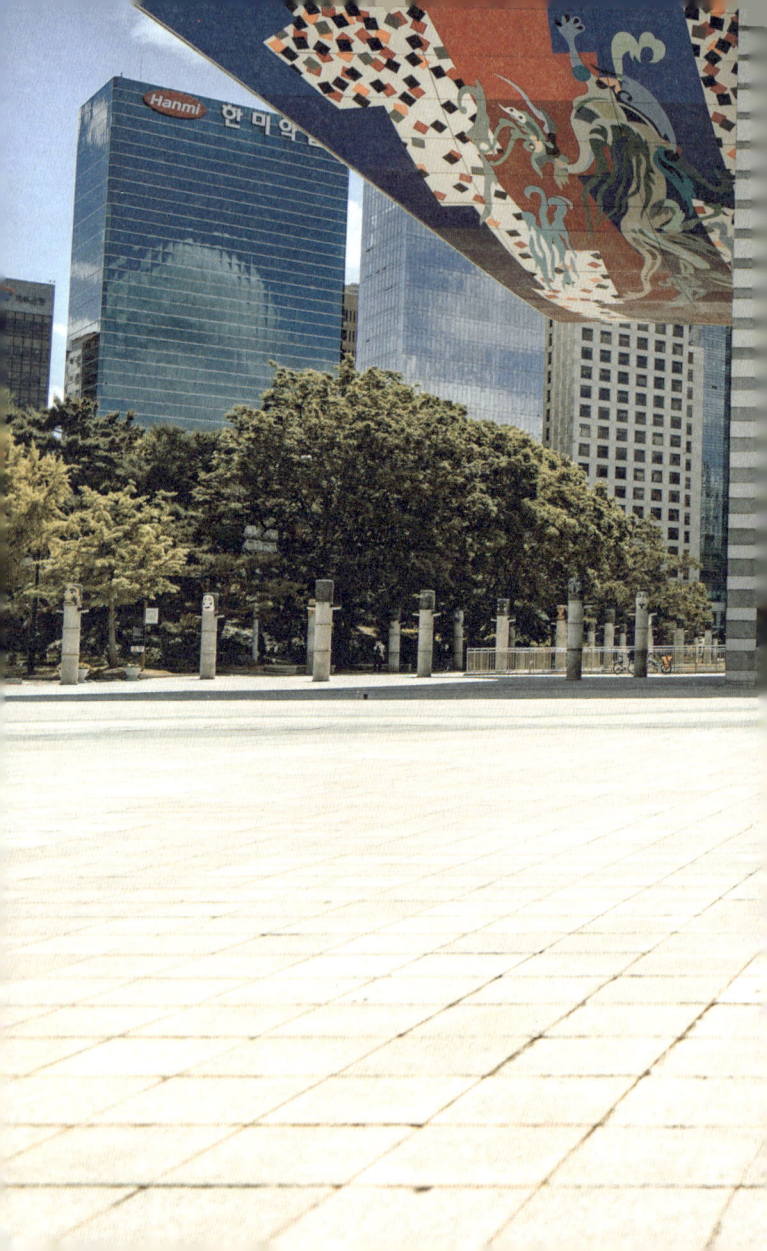

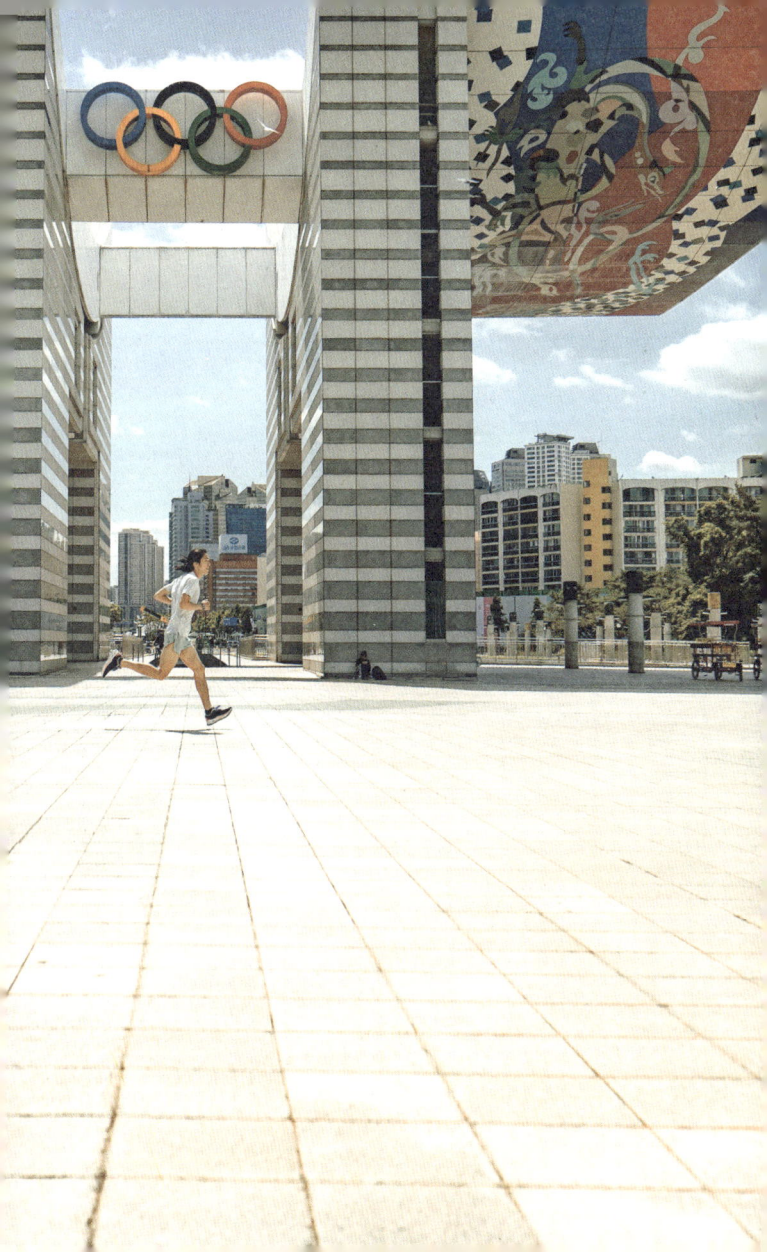

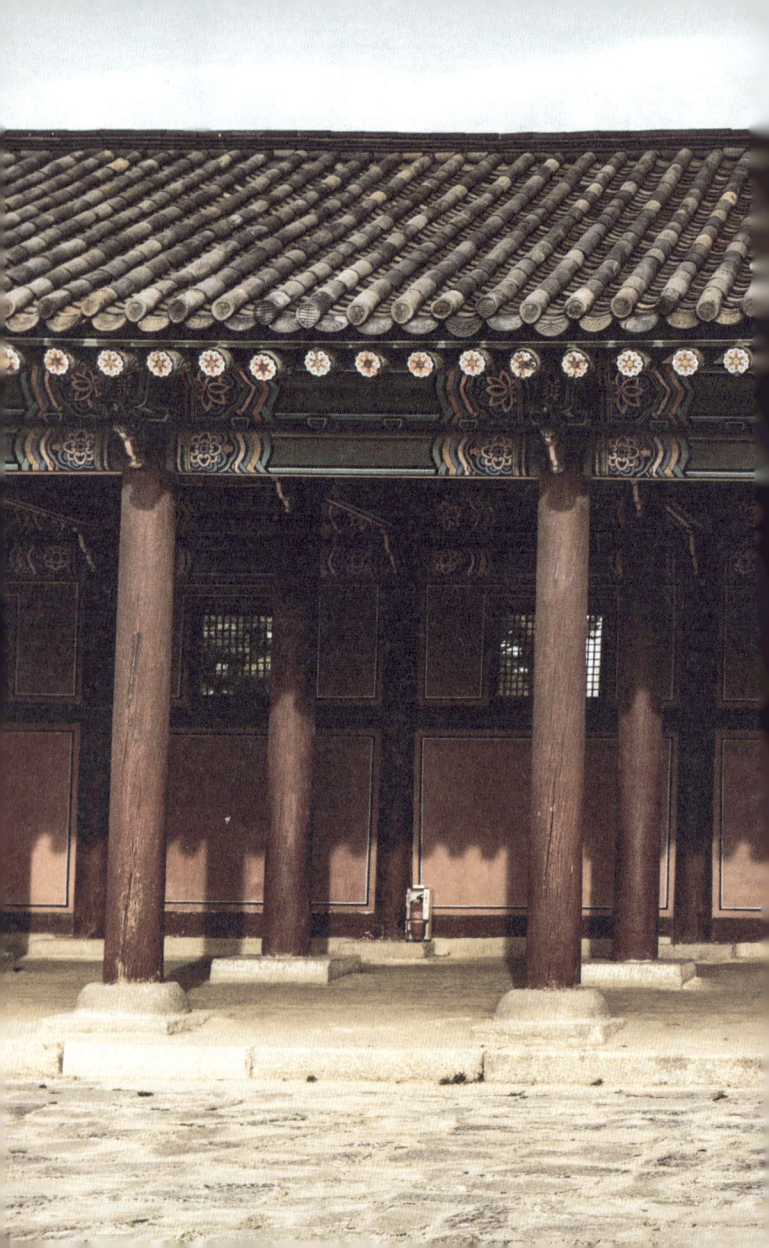

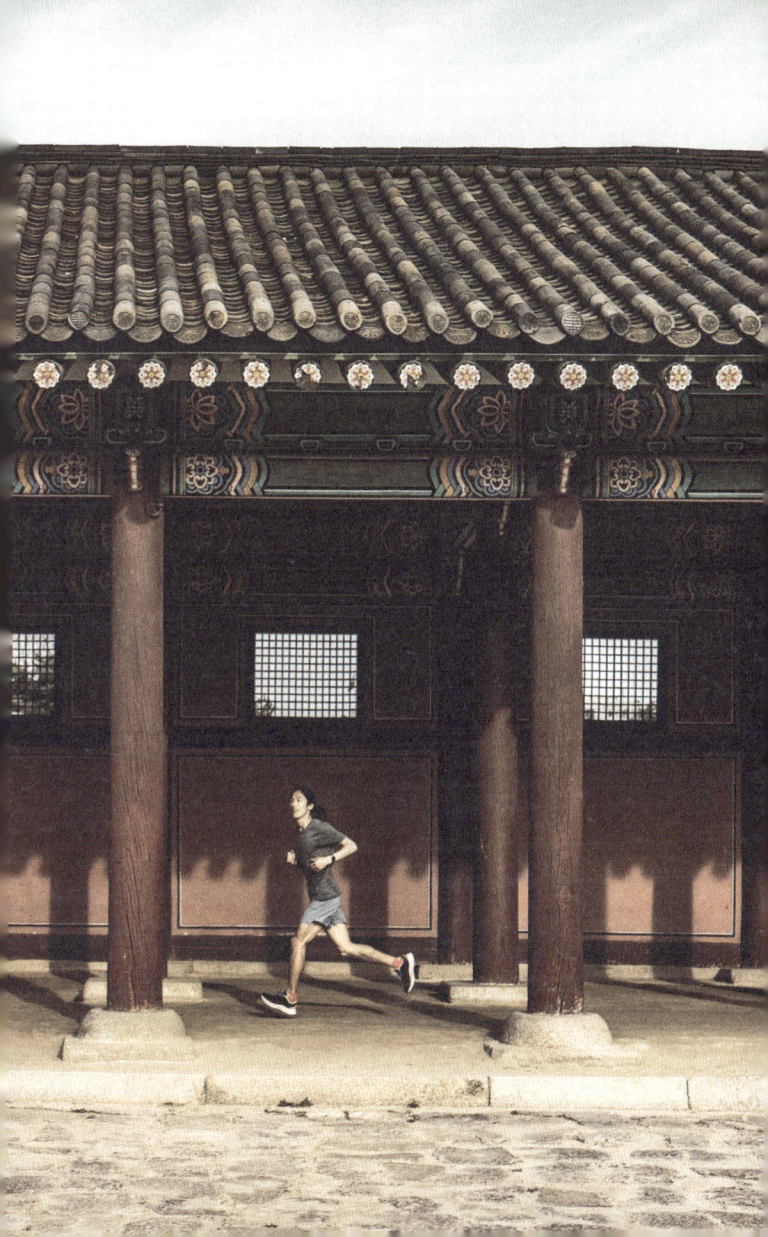

"안녕하세요! 2년차 러너 조윤호입니다.
제 직업은 티소믈리에인데요. 일상 다(茶)반사란 말이 있죠.
매일 차를 마시고 식사를 하는 흔한 일상을 뜻하는데요.
저는 그런 흔한 일상에서 행복을 느낍니다.
아침 달리기 후 따뜻한 차 한잔 마시는 소중한 일상을
가장 좋아하는 청년입니다."

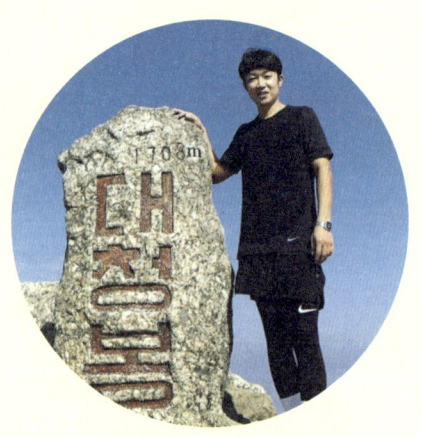

함께 달리는 조윤호 님 이야기

마인드풀 러닝 스쿨의 〈30일 5분 달리기〉 랜선 프로그램에 처음 참가할 때를 되돌아본다면?

저는 어려움을 극복하고자 달리기 시작했습니다.

재작년 가을, 하던 일이 어렵게 되어 개포동 지하 단칸방으로 이사를 하게 되었습니다. 그 방은 한 평 남짓한 크기로 성인 두 명이 간신히 누울 수 있는 좁은 방이었습니다. 창문이 없어 햇빛을 볼 수 없었고 환기를 할 수 없어 벽지엔 곰팡이가 가득 덮여 있었습니다.

일을 마치면 곧장 집으로 돌아가기 싫었습니다. 동네를 배회했고 근처 양재천 벤치에 앉아 시간을 때우기 일쑤였습니다. 그러던 어느 날 양재천을 달리는 많은 러너들이 저의 눈에 들어왔습니다. 나와는 다르게 당당해 보였고 활기차 보였습니다. 그들을 보며 '좋아! 나도 달려 보자.' 마음 먹었습니다.

달리기를 시작하자 내가 사는 공간의 의미가 달라지기 시작했습니다. 퀴퀴한 지하 단칸방이 최고의 러닝 코스에 인접한 입지가 된 거죠. 가 보지는 않았지만 케냐가 부럽지 않았습니다. 양재천까지 걸어서 3분 거리. 언제든 마음만 먹으면 달릴 수 있었습니다. 주위를 둘러보니 모든 게 소중하게 느껴졌습니다. 이곳에 살기 때문에 실컷 달릴 수 있다 생각하니 감사하지 않을 수 없었습니다. 마인드풀 러닝 스쿨의 〈30일 5분 달리기〉는 속도나 경쟁이 아닌 그저 달릴 수 있다는 사실에 감사함과 행복을 느끼는, 저의 달리기와 꼭 닮아 있습니다.

프로그램에 참가하며 경험한 변화가 있었다면?
"느리게 뛰어도 괜찮아! 중요한 건 너의 달리기를 하는 거야." 자신과 이야기하는 법을 가르쳐 주었어요. 순위와 속도를 경쟁하는 달리기가 아닌 오직 나만 생각하는 달리기를 통해 자신을 더욱 알게 되었죠.

속도를 늦추니 호흡이 편해집니다. 호흡이 편해지니 여러 가지 생각들이 보입니다. 달리기를 마치면 뭘 할까? 어제 재미있었던 일, 짜증났던 상황 등등 달리는 동안 끊임없이 나와 대화하면 나 자신은 어떤 사람인지 더욱 깊게 알아 갑니다. 뜬구름 같았던 행복이 선명하게 그려지고 삶은 더욱 활기차집니다. 5분 달리기는 저에게 동적 명상 시간입니다.

기억에 남는 경험이 있다면?
지난 해 아버지께서 큰 교통사고를 겪으셨습니다. 큰 병원에서도 손을 쓸 수 없을 정도로 상황이 나빴습니다. 코로나19 때문에 병상을 지키지도 못한 채 아무것도 할 수 있는 게 없다는 사실이 저를 더욱 힘들게 했습니다. 저는 병원 주위를 뛰기 시작했습니다. 그제야 마음이 진정되는 듯했습니다. 아버지께서 큰 수술을 두 차례 받으시는 동안 제가 할 수 있는 한 아버지 곁을 지켜 드리고 싶었습니다. 지금은 많이 회복하신 아버지는 퇴원 후 통원치료를 받고 계십니다. 달리기는 힘들 때 위로와 힘이 되어 주었습니다.

〈30일 5분 달리기〉를 추천한다면, 이유는?

많은 사람들이 '달리기' 하면 숨이 턱까지 차오르게 빠르게, 오랫동안 달려야 한다고 생각합니다. 달리기는 숨차고 힘들어서 자신에게 맞지 않는다고 말합니다. 그런 분들에게 고작 5분 동안 천천히 달려도 괜찮아, 그렇게 말해 주고 싶습니다.

처음 달리기를 시작하며 동아마라톤 '서브3'라는 목표를 세웠습니다. 목표를 위해 무리하다 보니 달리기가 고통스럽게 느껴지더군요. 그러던 중 마인드풀 러닝 스쿨을 만났고, 〈30일 5분 달리기〉 프로그램에 참가하며 진짜 달리기를 맛보았습니다. 지금은 달리고 나서 "아, 잘 놀았다!"는 말이 절로 나옵니다.

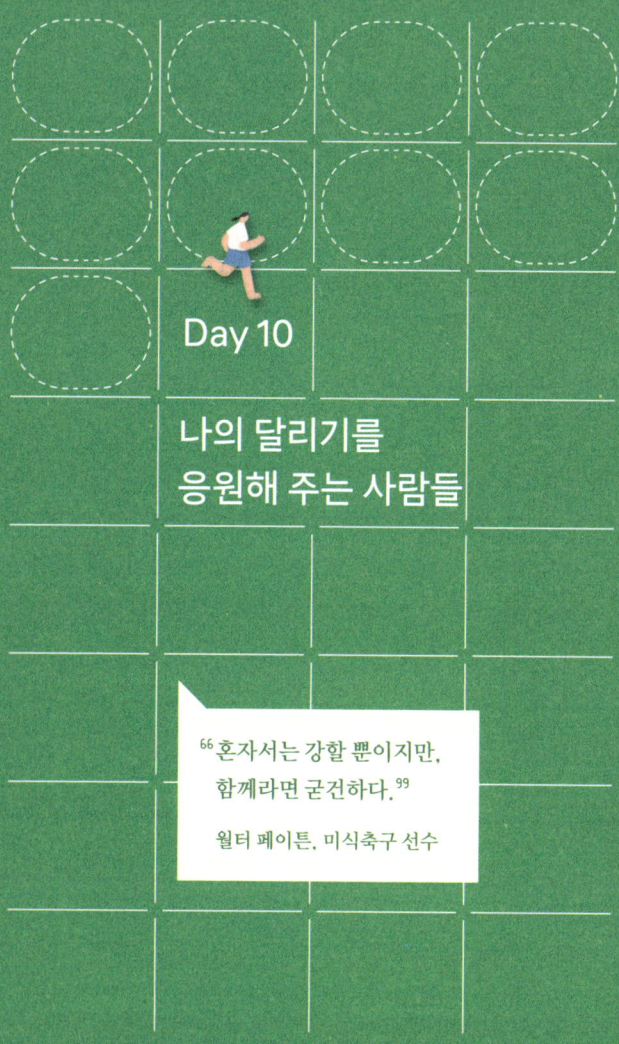

Day 10

나의 달리기를
응원해 주는 사람들

> "혼자서는 강할 뿐이지만,
> 함께라면 굳건하다."
>
> 월터 페이튼, 미식축구 선수

"변화는 다른 사람들과 어울릴 때 일어납니다. 다른 사람의 눈으로 변화를 볼 수 있을 때 정말로 변한 것이란 느낌이 듭니다." 〈습관의 힘〉이란 책에서 인용한 심리학자 토드 헤더턴의 말로 〈30일 5분 달리기〉 열 번째 날을 열어 봅니다.

잘 달리고 계시죠? 코로만 호흡해도 편한 속도로 달리고 있나요? 오늘은 커뮤니티의 힘에 대해 이야기하고 세 번째 미션을 드리려고 해요.

토드 헤더턴이 참여한 1994년 하버드대 연구팀은 삶의 방식을 극적으로 개선한 사람들을 조사한 결과 흥미로운 사실을 알아냈습니다. "달라진 사람들은 변화를 상대적으로 쉽게 도모할 수 있는 사회 집단에 속한 덕분에 변할 수 있었다."고 합니다.

저는 케냐에서 현지 선수들과 함께 살고 달리면서 커뮤니티의 힘을 느낄 수 있었습니다. 선수들은 일요일을 제외하고 매일 하루에 세 번 함께 달렸어요. 서로 짓궂은 장난을 치며 놀리기도 했지만, 그 중심에는 서로를 향한 응원과 믿음이 있었습니다. 동료 선수가 훈련 시간에 나오지 않으면 그 선수의 집에 찾아가 확인하기도 하고, 해외 대회에 나간 선수에게는 경기 전날

통화로 안부를 묻고, '넌 할 수 있어', '1등 못하면 돌아오지 마'와 같은 믿음과 유머가 담긴 응원을 전하기도 했지요.

케냐에 온 저를 보고 처음엔 '이 외국인은 육상 선수도 아닌데 왜 여기 와서 우리랑 이렇게 달리고 있는 거지?' 하며 의구심을 품은 듯했던 선수들도 5주 정도 함께 매일 달리는 시간이 쌓인 후부터는 저를 '한 팀'으로 인정해 주었습니다. 제 실력이 조금씩 늘고 있다는 격려의 말을 자주 해 주었고, 너무 피곤해 늦잠을 자는 저를 깨워서 훈련을 빼먹지 않게 도와주기도 했죠. 그런 선수들의 응원이 당시의 저에게는 쉽지 않은 훈련 스케줄을 이어나가는 데에 큰 힘이 되어 주었습니다.

그리고 〈30일 5분 달리기〉 프로그램을 운영해 가며, 다시금 '함께의 힘'을 느끼고 있습니다.

참가자 여러분들이 서로의 인증 게시글에 남기는 응원과 격려의 문장들. 달리면서 경험한 각자의 공간을 사진과 글로 공유하고 그것에 대해 나누는 대화들. 인증을 해야 하기에 오늘도 달리고 왔다고 하는 이와, 그분의 인증에 "저도 이제 달리러 나가야겠네요!" 하고 달리러 나가는 이.

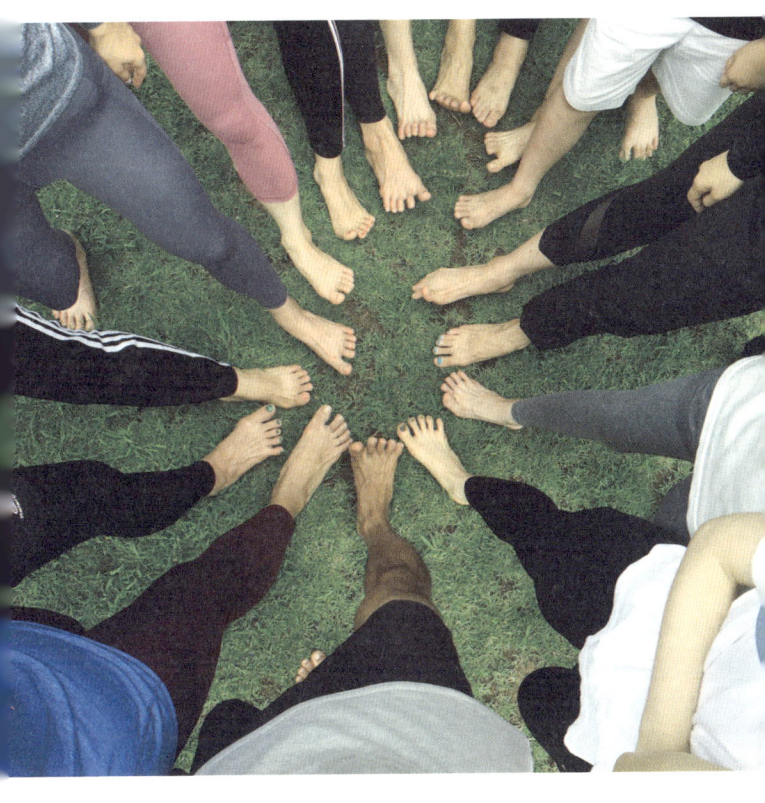

〈서울숲 맨발 달리기〉 수업 참가자들과 함께.
함께 달리면 더 신나게, 건강하게 달릴 수 있다.

자신의 달리기를 공유하는 것에 더해 다른 멤버분들에게 힘이 되는 한마디를 더해 주는 것. 다른 멤버의 달리기를 응원하고 박수를 보내는 것. 이런 소통이 서로의 에너지를 끌어올리고, 모두가 더 꾸준히 달리도록 도와줍니다.

지금 우리는 〈30일 5분 달리기〉 독자 여러분을 위한 온라인 커뮤니티에서 나의 달리기를 인증하고, 저와 그리고 다른 독자 여러분들과 소통하고 있는데요. 딱 1분만 시간을 내서 다른 참가자의 인증에 응원의 한 마디, 한 문장을 더해 주세요. 서로에게 힘이 되고, 의지할 수 있는 달리기 동료들이 생길 것입니다. 더해서 내가 더 꾸준히 달리는 데에도 큰 도움이 될 거예요.

그래서, 오늘은 작은 미션을 하나 드리려고 합니다. 〈30일 5분 달리기〉 독자 커뮤니티에 다른 독자분들의 인증 중 적어도 1개에 응원 혹은 격려의 답글을 써주세요. '오늘 하루도 수고하셨어요!'와 같은 짧은 격려의 글도 좋고, 인증 글을 읽고 자세한 답장을 써 주셔도 좋습니다. 함께 30일간 달리고 있는 다른 독자분들에게 응원하고 격려하는 동료가 되어 주세요. 그리고 오늘도 나를 위한 달리기, 나다운 달리기를 하시기 바랍니다.

미션 #3. 응원하며 달리기

새로운 도전을 시작할 때, 나를 아끼는 사람들의 칭찬, 격려, 응원은 큰 힘이 됩니다. 첫 번째 미션에서 알려드렸듯이 〈30일 5분 달리기〉 책을 읽고 도전을 시작하는 독자분들을 위한 커뮤니티가 있습니다. 독자 커뮤니티에 방문해 나의 달리기 인증 및 함께 달리는 다른 분들과 서로 격려, 응원의 메시지를 공유해 주세요.

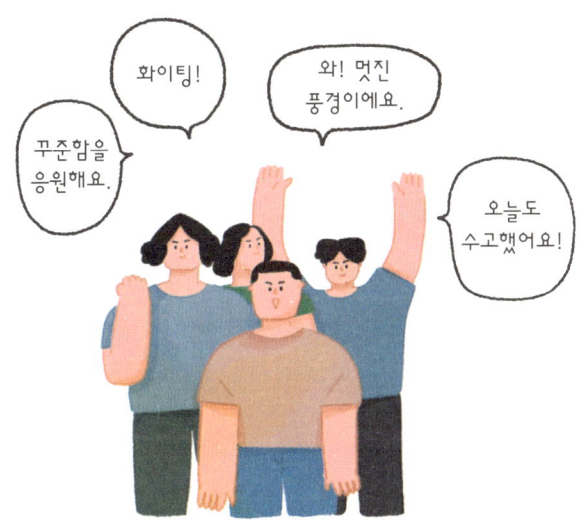

아직 〈30일 5분 달리기〉 독자 커뮤니티에 달리기를 인증하고 소통하고 계시지 않다면, 함께하세요!

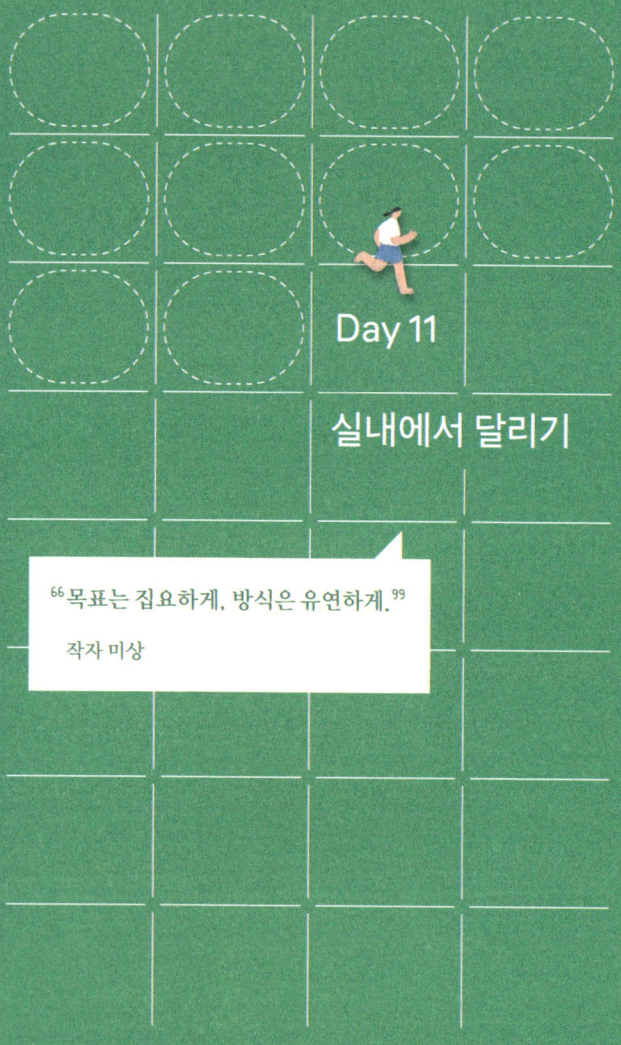

Day 11

실내에서 달리기

"목표는 집요하게, 방식은 유연하게."
작자 미상

달리러 나가려고 하는데, 갑자기 폭우가 쏟아집니다.

'오늘은 한번 달려볼까?' 하면서 날씨앱을 열었는데, 기온이 30도를 훌쩍 넘습니다.

겨울이지만 그래도 달리려고 장갑을 끼고, 모자를 쓰고 나왔는데, 폭설에 앞이 안보이는 겨울왕국이네요.

꾸준히 달리다 보면 날씨 때문에 어쩔 수 없이 실내에서 달려야 하는 경우가 생기기 마련입니다.

실내에서는 보통 러닝머신 위에서 달리는데요. 쳇바퀴 돌리는 다람쥐가 된 것 같아 지루하기 쉽습니다. 하지만 러닝머신도 잘 활용하면 야외 달리기 못지 않은 여러 장점들을 얻을 수 있습니다. 러닝머신이 없다면, 제자리 달리기로 달리기 효과를 얻을 수 있죠.

그래서 오늘은 날씨가 좋지 않을 때, 러닝머신 달리기 혹은 '제자리 뛰기'를 할 때 사용하실 수 있는 좋은 팁들을 공유합니다. 참고하셔서 실내에서 달릴 때 꼭 활용해 보세요.

실내든 야외든 항상 코로만 호흡해도 편하게 유지되는 속도로 달리는 것, 잊지 마시고요!

힌트 #4. 러닝머신(트레드밀)/제자리뛰기

1. 무동력 러닝머신과 동력 러닝머신 둘 다 있다면
   번갈아 가면서 사용하세요.

동력 러닝머신은 내 몸이 밀어내는 힘이 아닌 전기 에너지가 발판을 움직입니다. 그렇기에 지면을 나의 힘으로 밀어내는 자연적인 달리기 움직임을 만들어 내는 것이 쉽지 않아요.

반면 무동력 러닝머신은 내가 밀어내는 힘으로 발판이 회전합니다. 동력 러닝머신에 비해 더 자연스러운 달리기 움직임이 만들어집니다. 하지만 경사도 조절 기능이 있는 무동력 러닝머신은 아직 나오지 않았기에 다양한 경사에서 달릴 수 없다는 점이 아쉽습니다.

따라서 가능하다면 무동력/동력을 번갈아 사용하는 것을 추천합니다. 무동력 트레드밀 위에서는 가벼운 조깅을 연습하고 동력 트레드밀 위에서는 경사도 조절 기능을 사용해 야외에서도 하기 힘든 오르막 달리기 훈련을 해 보시기 바랍니다. 러닝머신에서 달릴 때는 다음 팁들을 꼭 참고해 주시고요.

2. 동력 러닝머신에서 달릴 때는 경사(incline)를 꼭 사용합니다.

동력 러닝머신의 가장 큰 장점은 경사를 바꿀 수 있다는 점입니다. 내 마음대로 달리는 지면의 기울기를 바꿀 수 있죠. 오르막 경사를 달리는 것은 몸이 자연스러운 달리기 움직임을 저절로 만드는 것을 돕습니다. 뿐만 아니라 자세를 좋게 하고 보강 및 부상 방지도 되죠. (더 자세한 사항은 DAY 19를 참고하세요.)

동력 러닝머신에서 달릴 때는 기울기 0~10단계 중 최소한 3으로 놓고 달리시기 바랍니다. 언덕 달리기 훈련의 효과를 얻고 싶다면 최소 6 위로 놓고 달려 보세요. 몸이 알아서 코어와 엉덩이 근육들을 제대로 사용하며 더욱 효율적인 달리기 움직임을 만드는 것을 경험하실 수 있을 거예요.

3. 빨리 달리기와 천천히 달리기를 반복합니다.

러닝머신에서는 야외에서 달릴 때보다 더 정확히 속도를 컨트롤하며 달릴 수 있습니다. 코로만 호흡해도 1분 동안 유지할 수 있는 '빠른 속도'로 달려 봅니다. 그리고 속도를 줄여서, 여유 있게 1분 동안 천천히 달립니다. 예를 들어 5분/km 속도로 1분간 빨리 달리고, 8분/km 속도로 천천히 1분간 달립니다. 빠른 속도와 천천히 달리는 속도는 개인차가 있으니 나에게 맞는 속도를 찾아내시기 바랍니다. 이렇게 빨리 달리고, 천천히 달리는 것을 반복해 봅니다. 처음이라면 총 6분, 그 다음에는 10분, 가능하다면 20분까지 늘려 봅니다.

빨리 달릴 때에도 코로만 호흡하는 것을 잊지 말아 주세요. 기울기는 최소 3으로 놓는 것도 기억해 주세요.

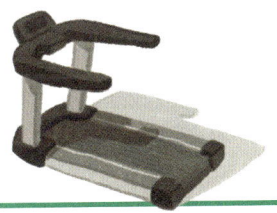

4. 헬스장에 갈 수 없고, 집에 러닝머신이 없다면
   제자리 달리기 5분을 합니다.

제자리에서 5분 동안 달리기 움직임을 만듭니다. 밖에서 달리는 것이나, 러닝머신 위에서 달리는 것보다는 물론 효과가 덜할 거예요. 하지만 제자리 달리기가 주는 운동 효과를 경험할 것이고, 달리기 습관의 성장 동력을 이어나갈 수 있습니다.

↓

① 맨발인 상태로 마인드풀 러닝 웜업을 실내에서 실시합니다. 한 동작만이라도 좋습니다.
② 전자시계나 핸드폰 타이머를 5분으로 맞춰 시작합니다.
③ 맨발인 상태로, 제자리 달리기를 시작합니다. 공간의 여유가 있다면, 실내에서 이리저리 조금씩 이동하면서 진행해도 좋습니다.
④ 제자리 달리기를 할 때 코호흡이 편한 속도를 유지하며 리듬을 빠르게도 해 보고, 느리게도 해 봅니다.
⑤ 어떻게 착지하고 있는지, 자세는 어떤지, 리듬은 어떤지. 지금 내 달리기가 편한지, 애쓰고 있지는 않은지 인지해 봅니다.
⑥ 타이머가 울릴 때까지, 몸의 기울기, 착지, 리듬 등을 느끼며 실내 제자리 달리기를 이어갑니다.

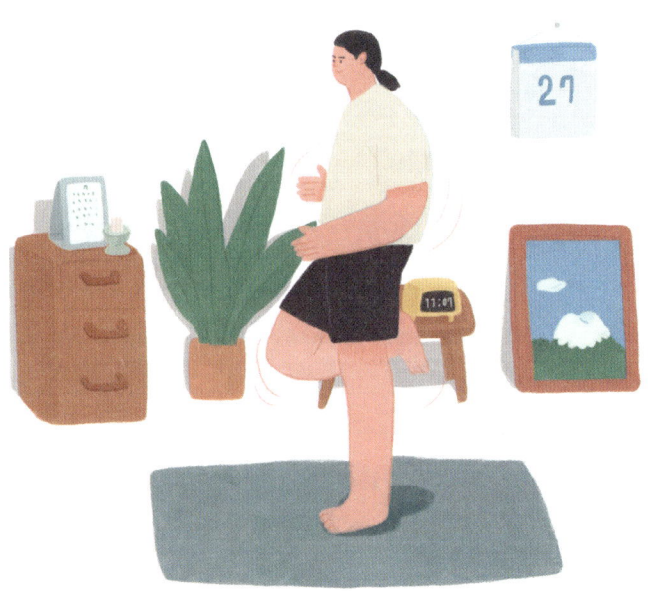

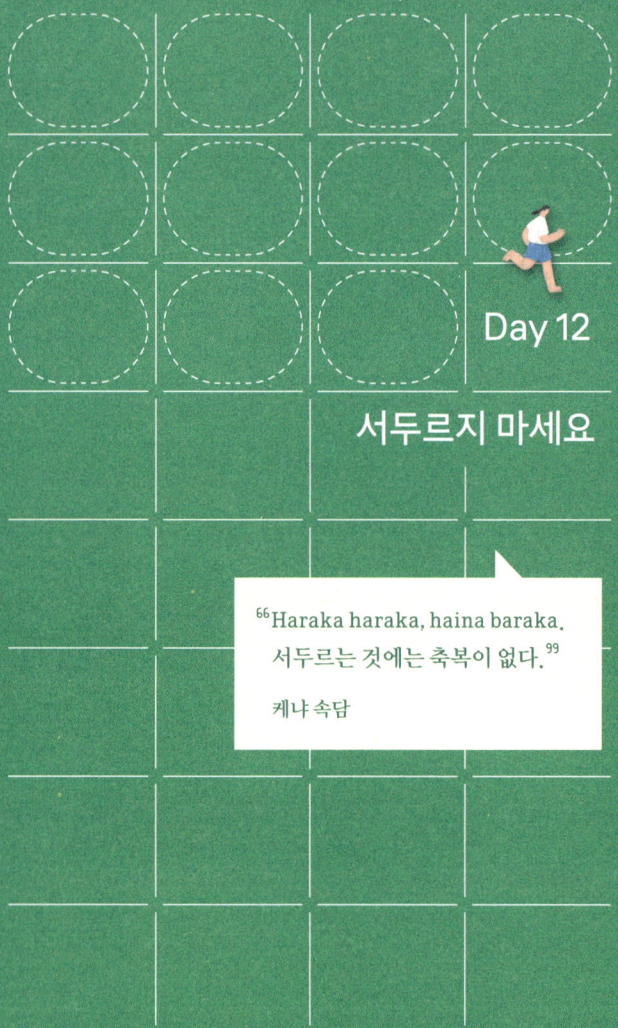

Day 12

서두르지 마세요

"Haraka haraka, haina baraka.
서두르는 것에는 축복이 없다."

케냐 속담

> "오늘로 여덟 번째 인증입니다! 성우 코치님이 이메일 보내 주신 것처럼, 5분 달리고 심호흡 세 번 크게 하고, 걸으며 주변을 둘러보았습니다. 저는 달리고 4분대 정도가 가장 힘든 것 같습니다. 달리다가 숨이 차기 시작해서 이제 5분이 되었나… 하고 보면 4분 정도입니다. 그러고는 1분 더 뛰고, 조금 걷다가 다시 뛰기 시작하면, 그때는 몸도 더 가벼워지고 더 많이 달릴까 하는 생각이 듭니다. 그런데 오늘 주신 메일을 보니, 오늘은 여기까지~ 하고 들어오길 잘한 거 같아요~."
>
> 박희라 님

〈30일 5분 달리기〉를 시작하신 지 벌써 열두 번째 날이네요. 오늘은 마인드풀 러닝 스쿨의 〈30일 5분 달리기〉 도전 프로그램을 이어오면서 발견한 한 가지 흥미로운 점에 대해 이야기해 드리려고 해요.

도전 첫 일주일 동안 아주 열심히 달리는 참가자분들이 많으십니다. 5분을 넘어서 10분, 15분, 30분까지 달립니다. 그런데 2주차가 시작되면서 갑자기 인증하지 않으십니다. 잘하고 계신지 궁금해서 문자를 드려도 답이 없으시고요.

그러다가 셋째 주에 다시 돌아오십니다. 열심히 3일 정도 달리시고는, 그리고 또 소식이 없습니다. 제가 카톡으로 잘 달리고 계신지 여쭤보면, 아래와 같은 답을 받게 됩니다.

"처음에 열심히 달리다가 갑자기 일이 바빠져서 한 번 쉬고 나니 다시 처음처럼 하기가 힘들더라고요. 그래서 아예 포기했습니다."

제가 잘 아는 형은 주말마다 30분씩 아주 강도 높게 달립니다. 달리고 나면 '죽을 것 같은' 느낌이 오게 달린다고 합니다. 왜 그렇게 달리냐고 했더니, 매일 달리기가 쉽지 않아서 일주일치 운동을 그렇게 단번에 몰아서 한다고 합니다.

여기서 질문 하나 드릴게요.

일주일치 달리기를 한 번에 몰아서 강도 높게 30분을 죽어라 달리는 철수와, 일주일에 6일 5분씩 코로만 호흡해도 편한 속도로 달리는 영희 중 한 달 동안 누가 더 많이 달릴까요?

철수의 4주 달린 시간 = 30분/주 × 4주 = 120분/4주

영희의 4주 달린 시간 = 5분/일 × 6일/주 × 4주 = 120분/4주

달린 시간만 보면 철수와 영희 둘 다 4주 동안 120분 동안 달리게 됩니다. 하지만 달리기는 양만큼 질도 중요합니다. 앞으로 둘 중 '누가 더 꾸준히 건강하게 달리는 습관을 만들까?'라는 생각을 해 보면, 저는 영희라고 확신합니다.

왜 그럴까요?

먼저 철수에 비해 영희는 힘들지 않고 편안한, 강도가 낮은 달리기를 계속 이어나갈 겁니다. DAY 4, DAY 5에 말씀드린 것처럼 유산소 기반은 편한 속도로 달릴 때 쌓입니다. 영희는 편안한 속도로 달리기에, 무산소 기반보다는 유산소 기반을 더욱 집중적으로 발달시키는 달리기를 합니다.

반면 철수는 계속 무리하는 속도로 달리기에, 유산소 기반과 무산소 기반 둘 다 약간씩 발달됩니다. 유산

소 기반을 꾸준히 쌓는 영희가 철수보다 중장거리 달리기 실력을 늘릴 수 있는 확률이 더 높을 수밖에 없습니다.

또한 무리하지 않는 영희에 비해 항상 힘들 때까지 달리는 철수는 부상을 당하거나 번아웃을 경험할 확률이 상당히 높습니다. 번아웃이나 부상 때문에 달리기를 쉬어야 할 가능성이 큽니다. (여러분 주변에도 오랫동안 달리기를 해 왔으나 항상 부상을 달고 사는 분들이 있을 겁니다.)

반면 영희는 매번 무리하지 않는 강도로 달리기에, 다치지 않고 힘들지 않게 꾸준히 달리기 습관을 이어 나갈 확률이 높습니다. 장기적으론 영희가 철수보다 달리는 시간이 더 많아질 것이라고 예상됩니다.

달리기 경험이 쌓일수록 철수와 영희 둘 다 한번에 달리는 시간을 조금씩 늘려 나갈 겁니다. 철수와 영희가 1년 후 매번 달릴 때 달리는 시간을 각각 10분, 5분씩 더하고 계속 똑같은 주기로 달린다고 가정했을 때, 1년 후 영희는 철수보다 훨씬 더 많은 시간을 달리고 있을 겁니다.

1년 후 철수와 영희의 달리기

철수의 4주 달린 시간 = 40분/주 × 4주 = 160분/4주

영희의 4주 달린 시간 = 10분/일 × 6일/주 × 4주 = 240분/4주

혹시 지금 서둘러 달리기 실력을 늘리고 싶어서 서두르는 자신이 보인다면, 너무 열심히 하지 마시기 바랄게요. 절대로 죽을 것 같은 느낌이 들 때까지 숨이 차서 헉헉거리며 억지로 달리지 마시기 바랍니다. 오래, 건강히 달리고 싶으시다면 영희처럼 자주, 편하게 달리세요.

그저 매일 문 밖으로 나가서, 정말 딱 5분만 달리는 습관을 먼저 만드세요. 달리는 시간, 속도, 거리는 저절로 늘어날 겁니다. 거짓말 같기도 하죠? 하지만 사실입니다.

〈30일 5분 달리기〉 도전을 통해 딱 5~10분만 내 호흡이 편한 속도로 달리는 걸 습관으로 만든 후, 꾸준하게 건강히 달리는 분들이 정말 많습니다.

제 아버지가 그중 한 분이랍니다. 2016년까지는 평생 달리기 한번 안 하셨는데요. 2016년 여름부터 저와 3분으로 시작해서, 조금씩 시간을 더하며 코로만 호흡

해도 편한 속도로 달리기 시작하셨고, 달리기 습관을 만든 지금은 일주일에 3, 4번 10~70분씩 달립니다. 예전에는 5km도 힘들어하셨지만 10km도 아무 문제 없이 달리시죠. 시작 당시 평균 9분/km였던 달리기 속도도 지금은 6~7분/km 정도를 무리 없이 소화하고 계십니다.

우리가 앞으로 달릴 날들은 많이 남아 있습니다. 서두르지 마시고, 딱 5분만 천천히 달리기라는 움직임을 있는 그대로 즐겨 보세요. 그렇게 달리다 보면 달리는 즐거움과 시간은 저절로 늘어나게 될 겁니다. 달리는 즐거움과 시간이 커질수록 달리기는 자연스럽게 더 잘하게 될 거고요. 오늘도 나를 위한 달리기를 하는 하루 보내시기 바랄게요.

힌트 #5. 오늘은 정말 딱 '5분만' 달려요

오늘은 달리기 시작한 후, 딱 '5분'에서 정확히 멈춰 보세요. 달리기를 멈춘 후, 걸으면서 숨을 깊게 세 번 들이쉬고 내쉬고, 주변을 둘러보세요.

지금 그 공간에서 살아 있는 나를 느껴 보세요. 더 달리고 싶어 살짝 아쉬운 마음이 들어도 집으로 가세요. 이렇게 더 달리고 싶을 때 스스로 멈추는 것은, 무리하지 않게 도와줄 뿐만 아니라 이 다음의 달리기를 더욱 기대하고 즐겁게 만들어 줄 거예요.

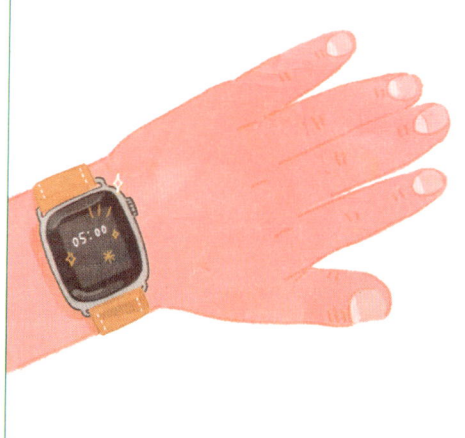

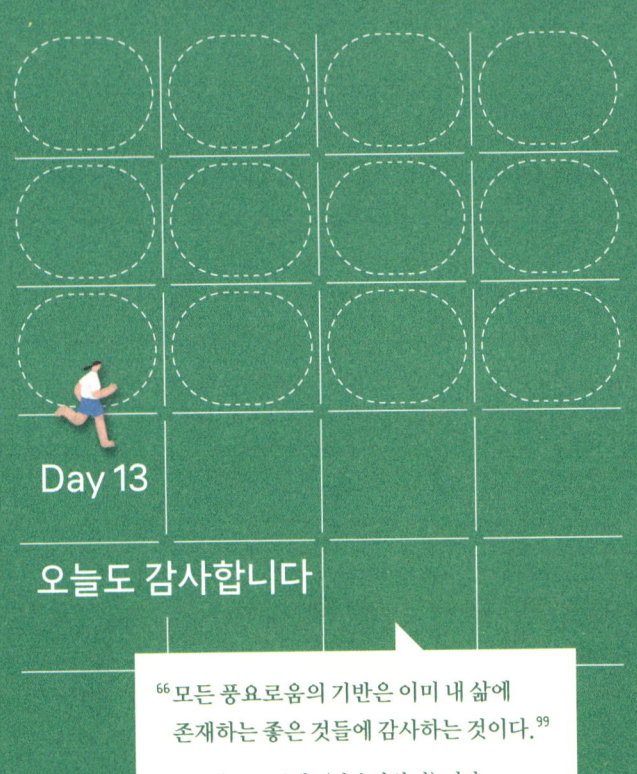

Day 13

오늘도 감사합니다

> "모든 풍요로움의 기반은 이미 내 삶에 존재하는 좋은 것들에 감사하는 것이다."
>
> 에크하르트 톨레, 〈이 순간의 나〉 저자

다섯 번째 날에 마인드풀 러닝의 기준으로 '달리는 시간'을 자세히 소개해 드렸는데요. 오늘은 또 다른 중요한 마인드풀 러닝의 기준, '감사함'에 대해 이야기하려고 합니다.

앞서 말씀드린 것처럼 기존의 달리기는 속도, 거리, 기록을 성장의 기준으로 삼아요. 내 달리기 속도가 빨라지고 있는지, 내가 달릴 수 있는 거리가 길어지고 있는지를 측정하고, 속도, 거리, 기록을 발전시키기 위해 노력합니다.

반면 마인드풀 러닝은 '달리는 시간'과 '감사함'이 기준입니다. 내가 할 수 있는 달리기 시간이 증가하는 것과, 내가 달리면서 느낄 수 있는 감정과 경험의 폭이 넓어지는 것에 집중합니다. 달리기를 통한 더 다양한 감정을 경험하고, 경험이 확장되는 중심에는 '감사함'이 있습니다.

제 이야기 한번 들어보실래요?

마인드풀 러닝을 하기 전에 거리, 속도, 기록을 기준으로 달리던 때가 있었습니다. 더 빨리, 더 멀리 달리는 것만을 추구하며 달렸죠. 호흡이 힘들고 고통스러

워도, 목표 속도를 버티듯 유지하며 달리고 난 후에는 느려지지 않았다는 '안도감'을 느꼈지만, 목표한 거리를 달리지 못한 날에는 '난 이것밖에 안 되나?'하는 자괴감 같은 감정을 느꼈습니다. 그리고 항상 '최대한 빨리' 달리는 것에 집중했기에, 달리면서 주변은 하나도 보이지 않았죠. 달린 속도와 거리를 기준으로 '잘했다', '못했다'와 같이 점수를 매기며 제 달리기를 평가하기만 했습니다.

반면 마인드풀 러닝을 시작한 후에는 달리기 경험의 폭이 넓어지고 깊어졌습니다. 먼저, 주변이 보이기 시작했습니다. 천천히 코로 호흡하는 것에 집중하며, 호흡이 무너지지 않는 속도로 달리면서 다양한 풍경을 있는 그대로 감상하기 시작했어요.

거리의 사람들, 산책 나온 할아버지, 할머니, 연인들. 나를 바라보며 웃는 아이. 나를 따라 달려오는 어린아이들. 나무. 꽃. 지나가는 강아지. 익숙했던 동네의 건물들. 하늘. 태양. 달. 별. 노을. 강의 물결. 내 뺨을 스치는 강가의 바람.

달리면서 다른 러너가 지나가면 동료인 것 같아 인사를 했고, 괜한 뿌듯함과 '함께의 힘'을 느끼기도 했습니다. 달리면서 지나가는 음식점 안의 사람들을 보며 달리고 나서 먹을 음식을 즐겁게 상상하기도 하고요.

그리고 저 자신도 더 뚜렷이 자세하게 보이기 시작했습니다. 천천히 코로 호흡하는 것에 집중하며, 호흡이 편한 속도를 유지하며 달리다 보니 머릿속에 있는 온갖 걱정들의 알맹이들이 보이기 시작했어요.

알맹이가 보이니, 더 이상 걱정할 필요가 없어졌습니다. 미워하는 사람이 떠오르기라도 하면, '그 사람의 삶을 내가 모두 알지 못하기에 섣불리 판단하고 미워하지 말자' 하며 넘어갈 수 있는 관점을 얻을 수 있었습니다. 내가 아끼는 사람들, 나를 아껴 주는 사람들이 떠오르면 그들의 건강과 안녕을 바라며 한 발 한 발 달리곤 했습니다.

무엇 하나 확신을 가질 수 없어 힘들었던 때에는 '달릴 수 있다는 것'에서 무한한 감사함을 느꼈습니다. 목표한 시간을 달리고 난 후에는 감사함과 성취감을 느꼈고, 목표를 달성하지 못한 날에는 그래도 달리러 나온 스스로를 칭찬하고, 지금은 휴식이 필요한 상태임을 인정했습니다. 그렇게 내가 할 수 있는 달리기를 해냈다는 것에 감사함을 느꼈습니다.

서서히 감사함은 달리기의 중심이 되어 갔고, 달리기는 제게 삶의 선물이 되었습니다. 남과 나를 비교하며, 속도와 거리에 집착하던 '나 자신과의 싸움'에서 온전히 나 자신에게 집중할 수 있는, 무한한 삶의 에너지를 얻을 수 있는 나만의 시간과 공간이 된 것이죠.

책에서 여러 번 말씀드렸듯이 저는 독자 여러분이 달리기를 '잘하는 것'을 바라지 않습니다. 독자 여러분도 달리기를 삶의 선물로 경험하고 느끼시길 바랍니다. 잘하고, 못하고의 구분을 넘어, 그저 온전한 달리기만이 존재하는 순수한 달리기의 세상을 경험하시길 바랍니다.

코로 호흡할 수 있는 속도로 달리면서, 움직이고 있는 그 순간에 온전히 머물러 보세요. 그 길은 결국 감사함으로 이어질 겁니다. 오늘도 함께 '나를 위해' 달려 주셔서 감사합니다.

미션 #4. 감사함 공유하기

오늘 달리고 나서, 감사한 점을 〈30일 5분 달리기〉 독자 커뮤니티 게시판에 공유해 주세요. 달리고 나서 마셨던 물 한 잔, 달리기 전에 들었던 즐거운 음악, 달리면서 느낀 따뜻한 햇살과 같이 우리 주변에 항상 있지만, 잊고 사는 소중한 것들도 좋습니다. 마인드풀 러닝 일지를 쓸 때도 '그날의 감사한 점'을 꼭 기록해 주세요.

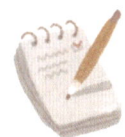

> 제가 일주일을 뛰었다는 게 믿기지 않는 밤입니다. 심지어 오늘 제일 멀리 빠르게 뛰었네요. 작은 성취가 생각보다 큰 기쁨을 주지요. 달리기는 도대체 무엇일까요? 다음 일주일도 열심히 해 보겠습니다. 모두 어디선가 함께 뛰는 여러분들 덕분입니다. 고맙습니다.

> 예전에는 신나는 음악 들으면서 달리기하는 걸 좋다고 느꼈는데, 차분한 호흡을 유지해 주는 마인드풀 러닝을 알게 되어 도움이 많이 됩니다. 감사합니다.

> 감사한 것, 지금 이 순간의 안온함.

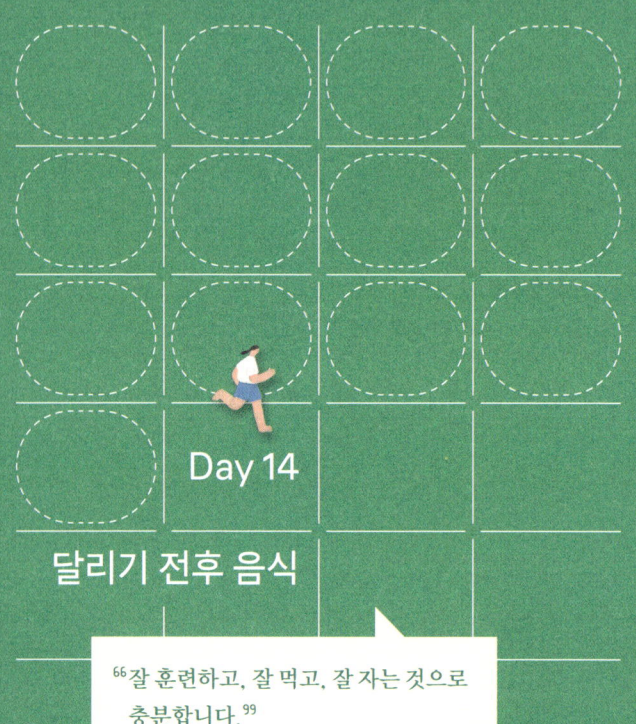

Day 14

달리기 전후 음식

> "잘 훈련하고, 잘 먹고, 잘 자는 것으로 충분합니다."
>
> 브라더 콤, 케냐 육상의 대부

달리기 전에, 그리고 달리고 나서 무엇을 드시나요?

2019년 케냐 이텐 마을에서 세계 정상급 선수들과 함께 살며 훈련하며 지낼 때, 브라더 콤(Brother Colm) 코치는 잘 달리기 위해 필요한 건 '잘 훈련하고, 잘 먹고, 잘 자는 것' 세 가지라고 이야기해 주었습니다.

    건강한 달리기 습관을 만들고 있는 우리에게 훈련을 잘하는 것은 꾸준히 최소 5분 달리는 것이고, 잘 잔다는 건 각자의 생활에 무리가 오지 않게 충분한 수면을 취해 주는 것이겠죠. 그럼 오늘은 잘 먹기, 달리기 전후의 음식에 관해 이야기해 볼게요.

저는 달리기 전, 그리고 달리고 나서 먹거나 마시는 음식이 거의 정해져 있습니다. 달리기 전후에 먹으면 내 몸에 편한 음식들을 수백 번의 실험 끝에 가려낸 거죠. 달리기 전에는 소화하는 데에 큰 무리가 되지 않는 것들을 섭취합니다. 주로 바나나 한 개와, 물 한 컵을 달리기 15~30분 전에 섭취하는 편입니다.

    왠지 달리러 나갔다가 화장실에 가는 상황이 올 것 같은 느낌이 드는 날이면, 장 활동을 저하시켜 주는 감 같은 과일을 먹습니다. 속이 더부룩한 날에는 소화를 촉진시키는 사과나 키위 같은 과일을 적당량 먹고 일(!)은 보고 나갑니다. 몸이 너무 피로하다고 느끼면 짧게 10분 낮잠을 자거나 꿀 한 숟갈, 혹은 70% 이상의 카카오가 함유된 다크 초콜릿을 조금 먹습니다.

달리고 나서는 따뜻한 꿀물, 콤부차, 두유를 좋아합니다. 꿀은 몸이 소비한 당분뿐만 아니라 각종 미네랄, 아미노산과 효소, 비타민도 포함하고 있습니다. 콤부차 역시 각종 비타민과 프로바이오틱스, 그리고 풍부한 황산화제를 갖고 있어서 배를 편하게 해 줍니다. 두유는 적당한 양의 당분, 그리고 식물성 지방과 단백질을 갖고 있어서, 달리면서 허기진 몸에 기분 좋은 포만감을 줍니다. 조금 무리해서 힘이 많이 빠진 것 같다면 다크 초콜릿을 달리기 전보다는 기분 좋게 많이 먹습니다.

이렇게 제가 달리기 전후에 먹는 음식들을 소개했는데요. 이런 음식들은, 제게 맞는 것들입니다. 세상 사람들이 다 좋다고 하는 음식도 내가 잘 소화하지 못한다면 하나도 좋을 것이 없습니다. 나에게 소화와 흡수가 잘되는 음식이 다른 사람과 다를 수 있다는 걸 기억해 주세요.

아직 나에게 맞는 달리기 전후 음식을 찾지 못하셨다면, 달리기 전에 그리고 달리고 나서 끌리는 음식들을 다양하게 조금씩 섭취해 보세요. 내 몸이 더 편하게 달리기를 잘하게 돕고, 더 잘 회복하게 돕는 음식들을 찾으시길 바랍니다.

모두에게 적용될 수 있는 정답은 없지만, 대략의 가이드라인은 아래와 같이 드릴 수 있을 것 같아요.

달리기 15~30분 전
- 소화가 잘되는 음식 섭취하기.
(저의 경우: 스테이크보다 감자, 바나나. 두유보다 물 혹은 꿀물.)
- 너무 많은 양을 섭취하지 않기. (달리다 배가 아플지도 모름.)
- 물은 꼭 마시기. (겨울에는 컨디션에 따라 반컵에서 1컵, 여름에는 적어도 1~2컵.)

달리기 후
- 바로 고체 음식을 먹기보다 고영양 액체 음식 섭취하기. (저의 경우: 꿀물, 두유, 콤부차 등.)
- 너무 차가운 액체보다 미지근하거나 따뜻한

액체 음식. (저의 경우: 얼음물보다 따뜻하거나 미지근한 물. 차가운 차보다 따뜻한 차에 꿀을 타서 마시기.)
- 당분이 높아 자주 먹기 부담스럽지만, 운동 후에는 회복에 도움이 되는 음식 먹기. (저의 경우: 핫초콜릿, 밀크티, 치즈 케이크 등.)
- 액체 음식에 이어 고체 음식을 먹고 싶다면 식사를 방해하지 않을 간단한 것들 먹기. (저의 경우: 한라산쑥찐빵, 군고구마, 요거트+캐슈넛(껍질과 함께).)

다른 것은 모두 잊어도 달린 후에 차가운 음료를 마시지 말고 따뜻한 물, 꿀물 혹은 밀크티를 꼭 드셔 보시기 바랍니다. 달리기를 마치면, 뛸 때 상승한 체온이 서서히 떨어지는데요. 거기에 차가운 음료를 마시면 몸의 체온은 더 급격히 떨어지고, 면역 체계가 약해져서 감기에 걸리기 쉽습니다. 겨울은 물론 여름에도 따뜻한 음료가 좋습니다. 케냐 선수들은 달린 후 막 끓인 달달한 밀크티를 즐겨 마십니다. 따뜻한 밀크티가 달린 후 식고 있는 몸을 안에서부터 덥혀 주는 그 느낌은 정말 환상적이에요. 꼭 경험해 보시기 바랍니다.

미션 #5. 달리기 전후 음식 정하고 공유하기

내가 좋아하는 나만의 달리기 전후 음식이 있나요? 〈30일 5분 달리기〉 커뮤니티, 그리고 개인 SNS를 하신다면 SNS에 나의 달리기와 나만의 달리기 전후 음식을 인증해 주세요. (#30일5분달리기 #마인드풀러닝)

오늘 달리기 전에 마셨던 물 한 컵도 좋고, 달린 후에 마신 따뜻한 두유/우유+꿀, 혹은 밀크티도 좋습니다. 아직 좋아하는 달리기 전후 음식이 없다면 제 글과 다른 참가자분들의 글을 참고해서 달리기 전과 후에 몸이 좋아하는 음식들을 찾아보세요.

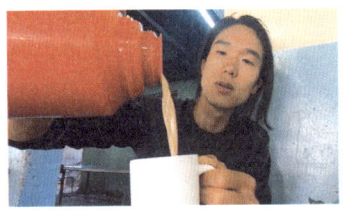

케냐 이텐 캠프에서 훈련 후 달달한 밀크티를 마시곤 했다. (2019년 4월)

벌써 나를 위한 달리기를 시작한 지 2주째입니다. 잘 달리고 계시죠? 언제든 달리다가 궁금하시거나 질문이 있다면, 〈30일 5분 달리기〉 독자 커뮤니티에 질문을 주시면 최대한 도움을 드리도록 하겠습니다.

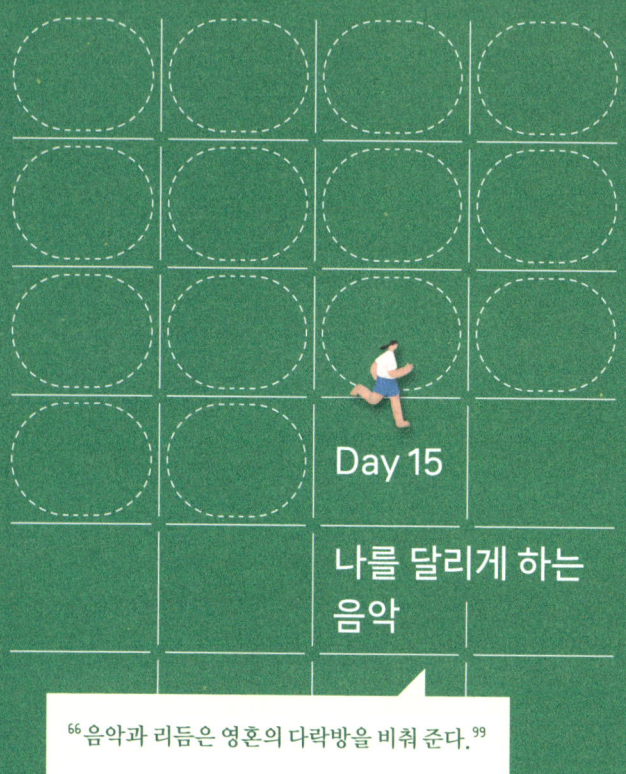

Day 15

나를 달리게 하는 음악

"음악과 리듬은 영혼의 다락방을 비춰 준다."
플라톤, 고대 그리스의 철학자

달리기 전후의 음식처럼, 그에 못지 않게 달리기를 즐겁게 해 주는 것은 무엇일까요? 제게는 달리러 나가기 전에 꼭 하는 네 가지가 있습니다.

첫째, 정신 차리기 위한 찬물 샤워.
둘째, 에너지 보충을 위해 아몬드 12알, 바나나 1개,
     꿀 한 스푼, 아보카도 1/4조각을 믹서기에 갈아
     스무디로 만들어서 원샷.
셋째, 호흡 명상 5분, 어깨와 골반 풀기, 엉덩이 웜업
     5분.
넷째, 달리다가 힘들 때 되뇔 문장 3개 암송하기···.

네, 실은 이건 상상 속의 저의 모습입니다. 달리기 전에 매번 이렇게 체계적으로 준비하면 좋겠지만 말이죠. 사실 저는 달리기 전에 침대에서 5분에서 30분은 뒹굴거립니다. 달리지 말아야 할 여러 가지 이유를 생각하면서 말이죠.

    비가 오면: 비가 오니까 오늘은 쉬어야겠지?
    날씨가 맑으면: 해가 너무 강해서··· 지금보다 더 타면 안 되겠지?

배가 부르다면: 소화가 잘 안 되나? 오늘은 쉴까?
배가 고프다면: 오늘은 달리다 쓰러지겠네.

어떠한 상황에서든 달리지 않을 이유는 만들어집니다. 이럴 때 100% 달리러 나가게 하는 방법이 있습니다. '나를 달리러 나가게 하는' 노래를 듣는 겁니다.

6년 넘게 달리기 전에 듣는 노래가 있어요. 그래서 이 노래를 들으면 온몸의 세포들이 슬금슬금 밖으로 나가고 싶어합니다. 그 노래는 M83의 〈Intro〉라는 곡이에요.

아직까지 이 노래만큼 달리며 느낄 수 있는 감사함, 희열, 희망, 그리고 신비로움을 간접적으로 경험할 수 있는 곡을 만나지 못했습니다. 그래서인지 이 노래를 들으면, 몸의 세포 하나하나들이 '그래, 달리러 나가자!' 하면서 깨어나기 시작합니다. 그리고 어느샌가 옷을 입고, 밖으로 나가고 있는 저를 발견하게 되죠.

여러분도 듣기만 하면 온몸의 세포들이 달리기를 기대하고, 나갈 준비를 하게 하는 노래가 있나요? 없다면 오늘의 힌트를 참조해서 꼭 한번 만들어 보세요. 이불 밖으로 나가기 싫을 때 아주 유용할 거예요.

힌트 #6. 나를 달리게 하는 음악 찾기

나를 달리러 나가게 하는 노래를 어떻게 만들 수 있을까요? 방법은 이렇습니다.

① 나를 벅차오르게 하는, 평화로우면서도 들뜨게 하는 노래 하나를 고릅니다.
② 매번 달리러 나가기 전에 이 노래를 듣습니다.
③ 노래를 들으면, 무조건! 밖으로 나가고 최소 5분 달리기를 합니다.
④ 노래를 듣고 달리러 나가는 것을 반복합니다.

어떤 노래든 괜찮아요. 나만의 노래를 고르세요. 그 노래를 듣고 밖으로 나가는 날들을 축적해 나아가 보세요. 달리러 나가기 싫을 때, 이 노래를 들으면 밖으로 나가고 있는 자신을 발견할 겁니다.
노래를 골라서, 노래를 듣고, 달리러 나간 후, 어떤 노래를 고르셨는지 〈30일 5분 달리기〉 독자 게시판에서 다른 독자분들과 저에게 공유해 주세요. 어떤 노래를 듣고 달리러 나가시는지 궁금합니다.

M83의 〈Intro〉 외에 저의 달리기를 유발하는 또 다른 곡인 레몬 젤리(Lemon Jelly)의 〈Tune for a Jack〉도 추천합니다. 노래의 리듬에 맞춰 가볍게 춤을 추다가 달리러 나가게 될지도 몰라요. ▶▶▶

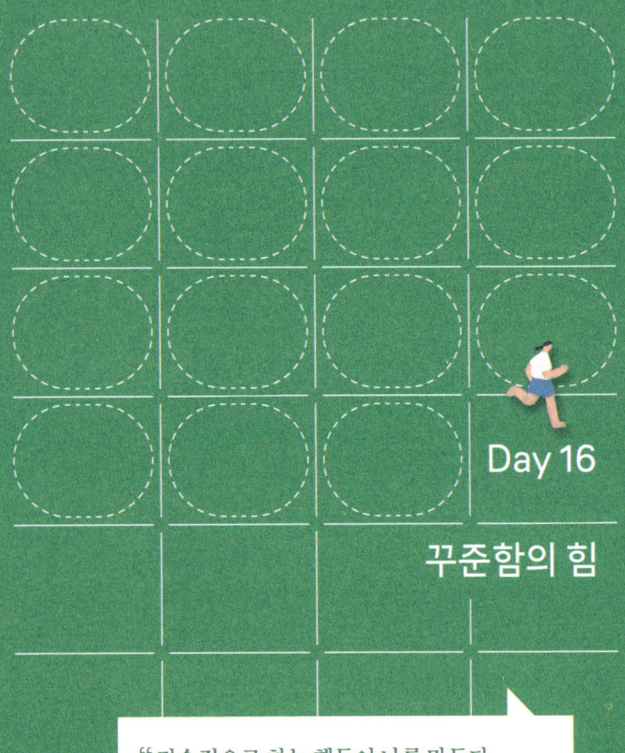

Day 16

꾸준함의 힘

" 지속적으로 하는 행동이 나를 만든다.
그렇기에 탁월함은 한 번의 행동이 아니라,
습관이다. "

아리스토텔레스, 고대 그리스의 철학자

2019년 4월부터 6월까지, 3개월 동안 케냐 이텐 마을에서 현지 선수들과 생활하며 훈련했을 때 정말 많은 것들에 감명받았습니다. 그중 하나는 그들의 꾸준함이었습니다. 케냐 남자 선수들은 일주일에 평균 180km(여자 선수는 150km) 이상을 달리는데요, 선수들의 하루 일과는 다음과 같습니다.

새벽 6시	기상 및 새벽 조깅 (35분~70분: 선수들 재량훈련)
아침 8시	밀크티 한 잔과 식빵 한두 조각의 아침 식사
아침 9시	아침 단체 훈련 (월수금: 약하게 / 화목토: 강하게), 훈련 후 밀크티
오후 12시 30분	점심 식사 (야채+밥 / 우갈리+야채 / 밥+콩 등) *우갈리: 옥수수를 갈아서 물에 끓여 먹는 케냐의 주식
오후 4시 30분	오후 단체 훈련 (월수금: 아주 약하게 / 화목토: 휴식)
저녁 7시	저녁 식사 (밥+야채+닭고기 / 우갈리+야채 등)
저녁 9시	취침

온전한 휴식을 취하는 일요일 빼고, 케냐 육상 선수들은 이러한 스케줄을 꾸준히 이어나갑니다. 정말이지 달리기에만 헌신하는 삶이죠.

달리기를 전업으로 운동하는 케냐 선수들처럼 달리자고 그들의 스케줄을 말씀드린 건 아닙니다. 그들과 나의 달리기를 비교할 필요도 없습니다. 하지만 그들의 '꾸준함'은 배울 수 있지 않을까요? 그들처럼 일주일에 6일 이상, 하루에 2, 3번 달리는 꾸준함이 아니더라도, 문 밖으로 나가서 내가 할 수 있는 달리기를 5분이라도 하는 것은 5분만이라도 달릴 수 있는 몸과 마음을 갖고 있다면 누구나 할 수 있으니까요.

5분씩이라도 내가 할 수 있는 달리기를 꾸준히 이어나가다 보면, 달리기는 더욱 즐겁고 쉬워질 거예요. 그리고 결국 내가 할 수 없었던 20분, 30분, 60분 달리기를 하고 있는 나를 발견할 겁니다.

반면, '에이, 고작 5분 달려서 뭐해?' 하며 자주 쉬거나, 아예 5분 달리기를 멈추면 다시 시작하기 힘들어집니다. 또한 작은 것을 꾸준히 했을 때 경험할 수 있는 성취감과 성장을 맛보지 못할 거예요.

이 글을 쓰고 있는 저는 미국을 다녀온 뒤에 자가격리 중이라 아예 달리지 못한 지 5일째인데요. 처음에는 달리고 싶어 안달이었는데, 5일 지났다고 달리지 않는 게 벌써 익숙해졌습니다. 침대와 소파에 누워 핸드폰으로 유튜브와 인스타그램을 보는 게 너무 편해요. 역시 인간은 적응을 참 잘하는 것 같습니다. 이 글을 쓰며, 격리가 끝난 후에는 케냐를 추억하며 다시 꾸준히 달려보겠다는 다짐을 해 봅니다.

    달리기를 멈추셨다면, 오늘 다시 문 밖으로 나가 5분만 달리고 있는 나를 느껴 보는 건 어떨까요?

한번 달리기를 멈추었다고 해서, 다시 달릴 수 없는 건 아니죠. 격리가 끝난 오후 12시 1분, 저는 한강을 향해 문 밖으로 나갔습니다. 40분 동안 호흡이 편한 속도로 달리며 세상 속에 숨쉬며 존재하는 저를 다시 느꼈어요. 이후로 다시 천천히 달리는 시간과 습관을 만들어서 매주 평균 5일 달리는 일상을 이어가고 있습니다.

미션 #6. 나의 꾸준한 달리기를 도와주는 것 한 가지

누구나 할 수 있지만 누구도 쉽지 않은 매일 달리기. 나의 꾸준한 달리기를 도와주는 것이 있나요? 친구의 응원일 수도 있고, 달리고 난 후의 성취감 같은 감정일 수도 있겠지요. 꾸준하게 달리는 것을 방해하는 것은요? 게으름 같은 습관이나 바쁜 업무와 같은 외부의 환경이 그럴지도 모르지요. 한번 생각해 보시고, 〈30일 5분 달리기〉 독자 커뮤니티에 공유해 주세요!

〈30일 5분 달리기〉 도전 6기 Kim 님 (캐나다)
나를 꾸준하게 달리게 하는 한 가지: 목표.
마인드풀 러닝에 처음 참여했을 때 세운 목표를
달성하기 위해 하루를 건너뛰고 이틀을 건너뛰어도 다시
뛰어야겠다는 마음을 먹는 것 같습니다!
달리기를 방해하는 한 가지: 침대.
추운 겨울에 이불 밖은 위험하다며 따뜻한 침대 속으로 파고
들어가는 시간이 많아집니다. 달리자고 맘 먹은 후부터는
이불 '안'은 위험하다고 느껴집니다. ㅎㅎ; 나오기가 절대
쉽지 않으니까요.

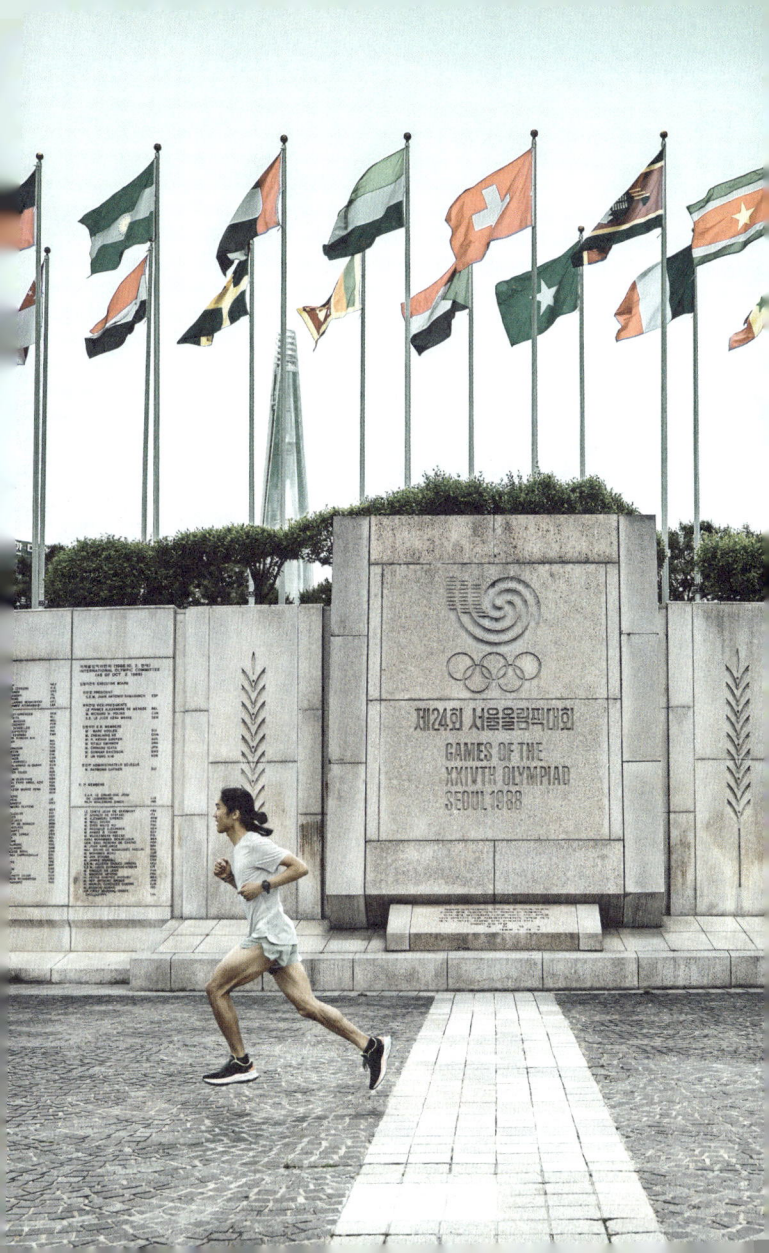

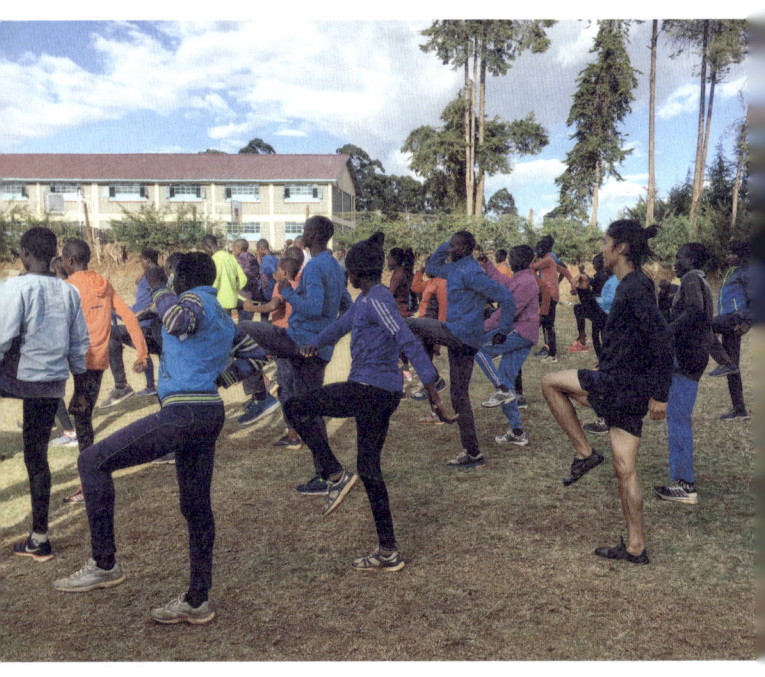

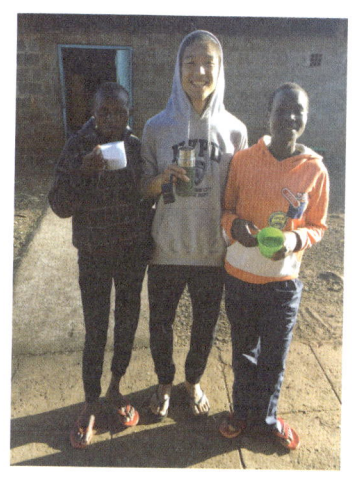

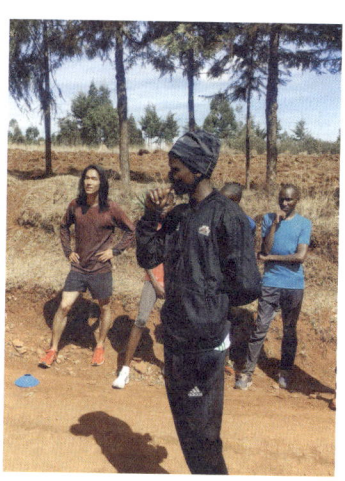

↑ 아침 훈련 후 모니카,
  에드나와 밀크티를 마시며.
↖ 케냐 이텐에서 선수들과
  함께하는 보강운동.
→ 언덕 훈련 전 코치 이언의
  조언을 듣고 있는 나와
  선수들.

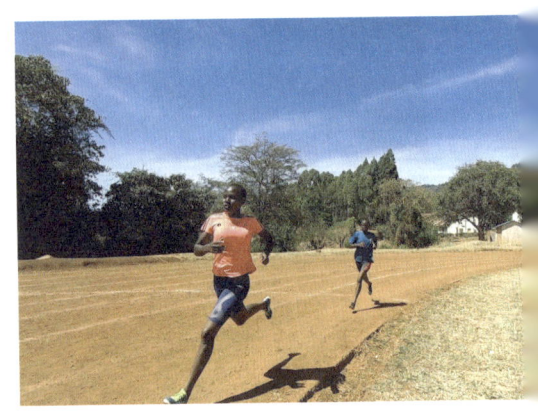

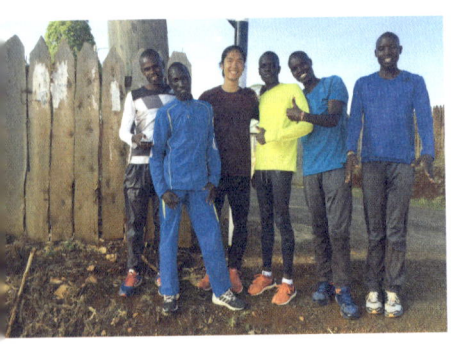

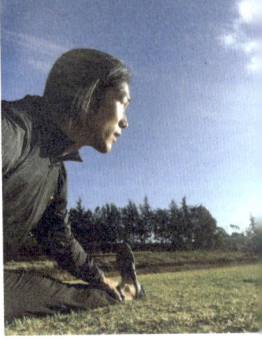

↗ 흙 트랙에서 인터벌 훈련중인 선수들.
↑ 오후 훈련 후.
→ 러닝 후 풀밭 위에서 하는 스트레칭.

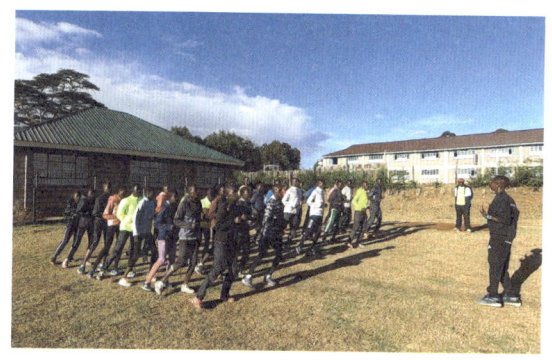

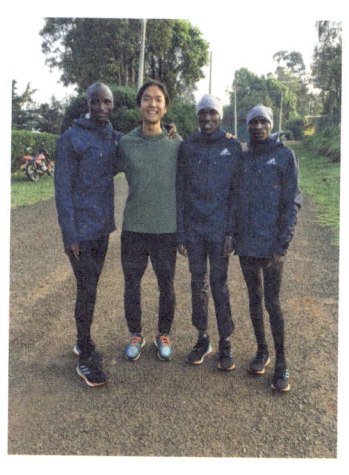

| 달리고 난 후 리듬감과 몸의 균형을 위한 훈련을 하고 있는 케냐 선수들.
← 새벽 조깅 후 선수들과 한 컷 (왼쪽부터 1,500m를 3분 32초에 달리는 찰스 시모투, 10km 세계 기록 보유자 로넥스 킵루토, 10km를 27분대에 달리는 로버트.)

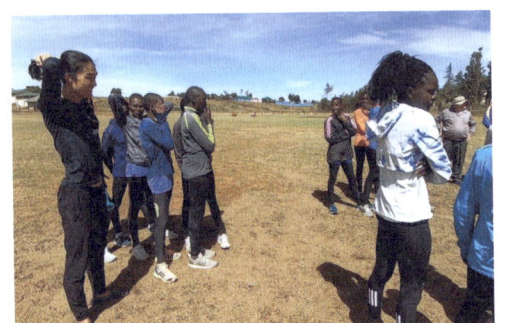

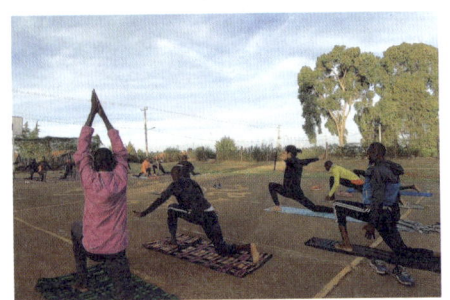

- 풀밭 위에서 훈련을 시작하기 전 코치들의 조언을 듣고 있는 케냐 선수들과 나.
- 가끔 아침을 요가로 시작하기도 했던 육상 캠프.
- 이텐 마을에서 개최된 크로스컨트리 10km 대회. 이러한 지역 대회는 아직 무명인 케냐 선수들에게 이름을 알릴 수 있는 절호의 기회다. 대회에 참가한 선수들의 눈빛은 각오와 다짐으로 가득 차 있었다.
- 이른 새벽에 홀로 달리며 하루를 열고 있는 케냐 러너.

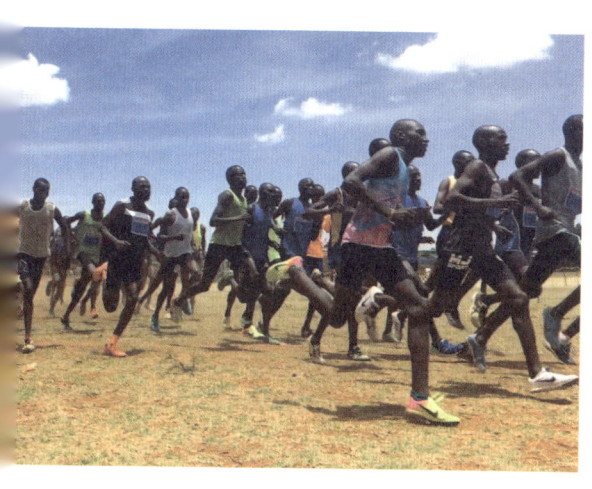

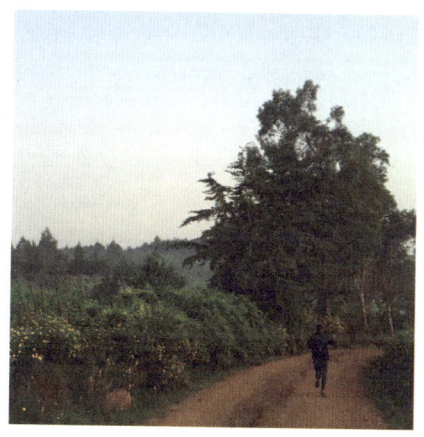

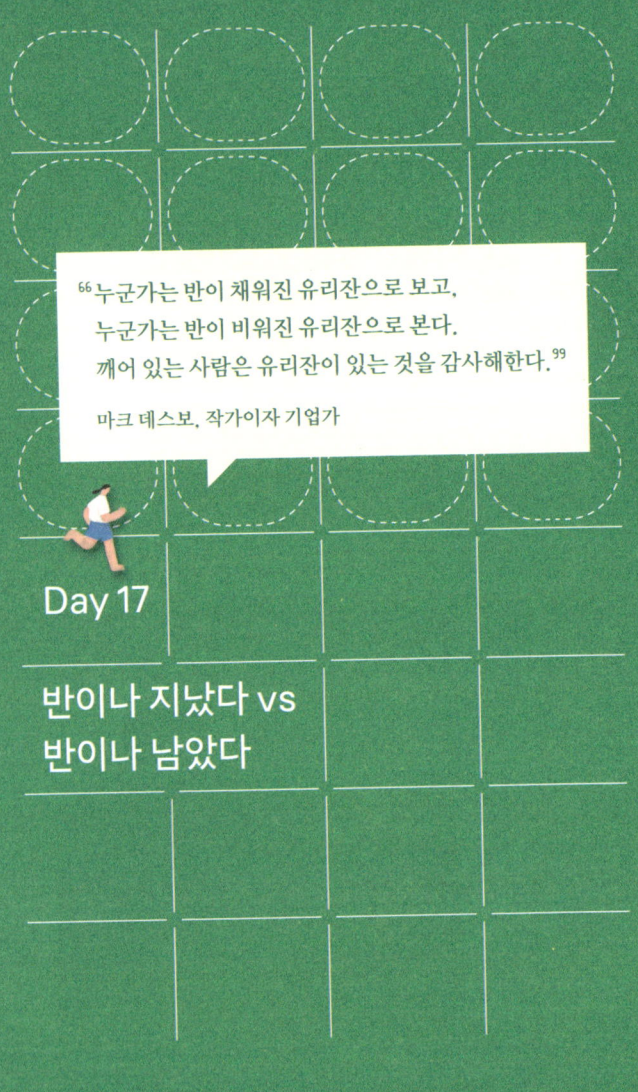

"누군가는 반이 채워진 유리잔으로 보고,
누군가는 반이 비워진 유리잔으로 본다.
깨어 있는 사람은 유리잔이 있는 것을 감사해한다."

마크 데스보, 작가이자 기업가

Day 17

반이나 지났다 vs
반이나 남았다

오늘 혹시 이런 기분에 빠져 있나요?

'30일의 반이나 지났는데, 요새 날씨도 너무 안 좋고… 달린 날은 7일도 안 되고. 어차피 30일 다 못 달리는 거, 포기해야겠다.' 그렇다면 다시 생각해 보면 좋겠어요. 남은 14일 중 반만 달려도, 7일을 더 달릴 수 있습니다. 할 수 있는 최선을 다하는 연습은 앞으로의 달리기뿐 아니라 다른 삶의 면면에 도움을 줄 거예요.

    우리는 지금 각자의 스케줄에 맞춰서 30일 달리기를 하고 있어요. 누군가는 30일을 매일 달릴 것이고, 누군가는 60일 동안 격일로 달릴 것이고, 누군가는 30일을 달리는 데에 총 석 달이 걸릴 수도 있습니다. 내 스케줄에 맞춰서 30일을 채워 나가 보세요. 정말 큰 성취감과 변화를 느끼실 겁니다.

    그리고 날씨는 정말 재미있습니다. 덥거나 추운 날씨가 '달리러 나갈 이유'가 될 수 있고, '달리러 나가지 않을 변명'이 될 수도 있습니다. 달리러 나가는 건 오롯이 내 선택에 달렸습니다.

    오늘, 달리러 나간다고 선택하세요. 밖으로 나가서 달리며 나의 감각을 일깨워 보세요. 나를 위한 달리기의 시작은 항상 '오늘'입니다.

미션 #7. '내'가 달리는 이유

모두 자신만의 달리는 이유가 있을겁니다.

- 더 멋있어지고 싶어서.
- 더 건강한 신체와 정신을 소유하고 싶어서.
- 무기력을 이겨내고 싶어서.
- 더 좋은 체력을 원해서.
- 퇴근하고 나서 술이나 야식이 아닌 건강한 스트레스 해소 습관을 만들고 싶어서.
- '달리기가 취미야.'라고 말할 수 있는 사람이 되고 싶어서.
- 우울증을 이겨내고 싶어서.

내가 달리는 이유를 명확히 하고, 나 스스로에게 되뇌어 보면 달리기가 조금 힘들어질 때도 마음을 다잡을 수 있는 든든한 기반이 됩니다. 당신이 달리는 이유가 무엇이든, 그 이유를 붙잡고, 나만의 달리기를 이어가 보세요. 결국에는 아무 이유 없이 자유로움을 만끽하는 달리기도 가능하게 될 겁니다.

당신이 달리는 이유는 무엇인가요? 나만의 달리는 이유를 생각해 보고, 한 문장으로 정리해 보세요. 그리고 〈30일 5분 달리기〉 독자 커뮤니티에 공유해 주세요.

"제가 달리는 이유는 불규칙한 생활 패턴 속에서
시간과 장소에 크게 구애받지 않고 할 수 있는
유일한 운동이기 때문입니다."

이미지 님, 1기

"삶을 생생히 느끼기 위해서예요."

지나 님, 7회 참가

"달리기를 하면, 좋은 점이 정말 많죠.
상쾌한 기분, 향상된 체력, 즐거움… 생활이 즐겁고
자신감도 늘어나 대인관계도 좋아지는 것 같습니다.
매일매일 조금씩 발전하는 즐거움도 빼놓을 수 없죠.
달리기를 꾸준히 한 뒤 평소 걸을 때,
그리고 앉아 있을 때 자세가 좋아진 것 같습니다."

성진석 님, 4회 참가

"달리며 단순함을 찾습니다. 머릿속이 비워지고
단순해지는데, 그래야 휴식이 찾아오는 게 아닐까요?
몸이 움직임에 집중할 때 정신은 반대로
휴식 상태에 접어드는 측면이 있는 것 같습니다."

이소정 님, 3회 참가

"제 마음과 몸의 소리를 듣기 위해서입니다."

Rachel 님, 2회 참가

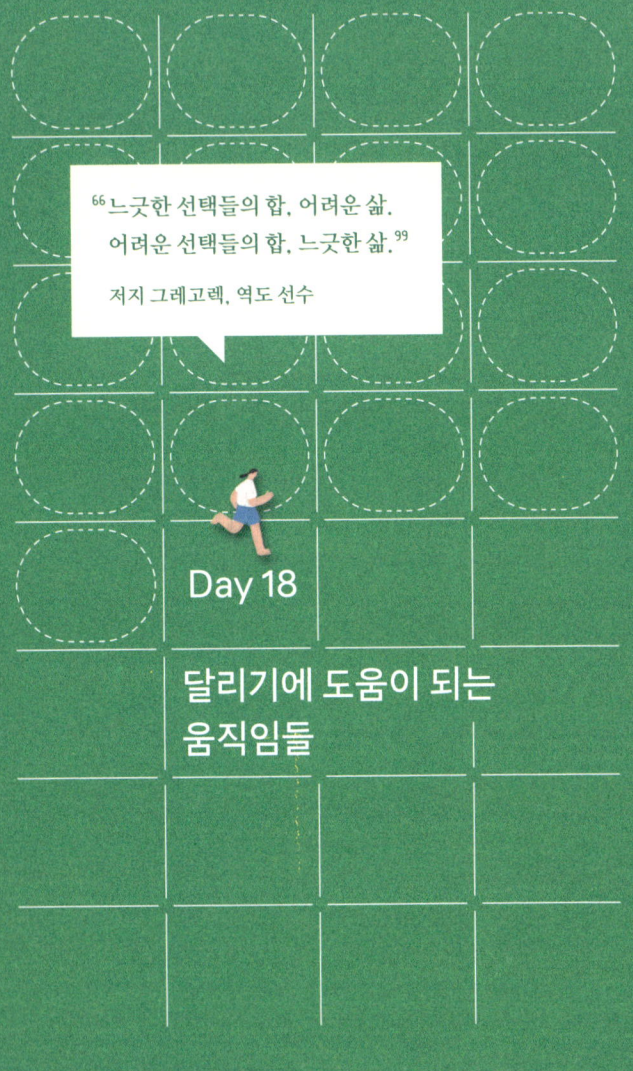

"느긋한 선택들의 합, 어려운 삶.
어려운 선택들의 합, 느긋한 삶."

저지 그레고렉, 역도 선수

Day 18

달리기에 도움이 되는 움직임들

우리 몸은 게으릅니다. 익숙한 대로, 하던 방식으로 움직이려고 하죠. 달리기를 할 때도 우리는 평소에 자주 사용하는 근육들을 더 사용하려 하고, 평소 움직이던 습관대로 움직이려고 합니다. 달리기를 이어나가다 보면 쓰던 근육들만 더 발달되고, 쓰이지 않는 근육들은 약해지죠. 결국 몸의 균형이 무너지고, 더 잘 달릴 수 있는 잠재력이 줄어들지 모릅니다.

물론 이렇게 달리기만 할 때 오는 부작용 등을 최소화할 수 있는 방법도 있습니다. 달릴 때마다 달리는 지면의 기울기, 지면의 구성, 달리는 시간의 길이, 케이던스, 사용하는 신발 등을 자주 바꾸어 주는 것이죠. 케냐 선수들이 달리기 외에 별다른 운동을 하지 않는데도 부상을 잘 입지 않는 이유는, 무리하지 않는 것 이외에도 오르막과 내리막이 섞여 있는 다양한 지면에서 다양한 방식으로 훈련을 하기 때문이라고 생각합니다.

하지만 한국, 특히 대도시에서는 대부분 아스팔트, 평지만을 달립니다. 또한 자신의 몸엔 익숙하지만 효율적이지 않은 케이던스와 자세만을 유지하며 달리는 분들이 많아요. 그렇기에 달리기만 하다가 발목, 무릎, 고관절, 허리 등의 부상을 입는 경우가 허다한 게 현실입니다.

저도 한때 빨리 달리기에만 집중했습니다. 비슷한 코스를 숨이 차는 속도로 매일 달렸죠. 하지만 그렇게 무작정 달리기에만 집중하다가 발, 발목, 무릎, 햄스트링 근육 등의 부상을 경험했어요.

부상당한 부위들이 다시 올바로 잘 작동하도록 쉬고, 보완해 주는 시간이 필요했습니다. 다행히 룰루레몬 앰배서더로 활동하며 연이 닿은 훌륭한 요가 선생님들과 트레이너 선생님들로부터 몸에 대해 더 배우고, 다양한 이완 방식, 보강운동 방법을 전수받았습니다. 배운 지식과 경험들은 지금도 부상 없이 더욱 꾸준히 달리는 데 큰 도움을 주고 있습니다.

〈30일 5분 달리기〉 독자 여러분들이 달리기에 도움이 되는 몸/마음 수련 방식들을 경험하실 수 있도록 명상, 트레이닝, 퍼포먼스, 킨스트레치 분야 최고 수준의 선생님들이 영상을 만들었습니다. 총 네 가지 영상으로, 부담없이 따라 하실 수 있도록 길이는 최대 15분으로 만들었어요. 이 영상들을 하나씩 보면서 익혀 나가시기 바랍니다. 더욱 건강하고 단단하면서도 유연한 몸과 정신을 만드실 수 있을 거예요.

비하 선생님의
〈삶을 잘 살아가기 위한 3분 호흡 명상〉

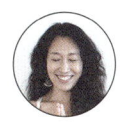

"지금 이 순간을 온전히 느끼고 바라보며, 나에게
가장 좋은 선택을 행하고 있나요? 아니면 아무것도
하지 않으며 후회와 두려움 속에 살고 있나요?"

비하, 비하요가 대표

명상은 달리기뿐만 아니라 모든 삶의 영역에 도움을 줍니다. 달리기에 관해서는, 내가 할 수 있는 달리기와 내가 할 수 없는 달리기를 구분하게 도와줍니다. 힘들게 애쓰며 달리는 것이 아닌, 지금 내가 할 수 있는 달리기를 평화롭게 즐길 수 있게 도와줍니다.

수십 년 동안 요가와 명상을 알리고 계신 선생님들의 선생님, 비하 선생님과의 호흡 명상을 통해 지금 이 순간의 나를 온전히 느껴 보세요. 마음의 고요함에서 오는 지혜는 후회와 두려움을 내려놓고, 나에게 가장 좋은 선택이 중심이 되는 삶을 살게 도와줄 겁니다.

비하 선생님과의 3분 호흡 명상

① 편안한 자리에 앉습니다. 척추를 곧게 펴고, 눈을 감습니다.
② 코를 통해 숨을 들이 마시고, 코를 통해 숨을 내쉽니다. 숨이 들어올 때는 '숨이 들어온다', 숨을 내쉴 때는 '숨을 내쉬고 있다' 하며 호흡에만 주의를 기울입니다.
③ 이렇게 짧은 찰나에도 생각이 들 수 있습니다. '아 지금 다른 생각을 하고 있구나' 하고 알아차리고, 다시 호흡으로 돌아와, 그저 그 호흡에만 주의를 기울입니다.

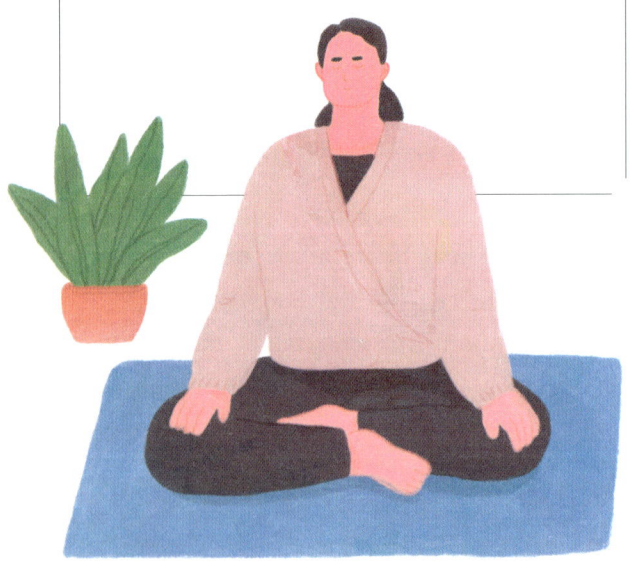

인스타그램 @vihabhav

장유태 트레이너의 〈관절 회복 및 '불 켜기' 운동〉

"달리기 전에 이렇게 웜업을 잘해 주시면,
달리는 동안에는 아무 신경을 안 써도 훨씬 더 좋은
움직임들이 만들어질 겁니다."

장유태 트레이너, 프리포먼스 대표

달리기 전에 발목과 무릎 관절의 움직임을 회복시켜 주고, 엉덩이와 발바닥 앞 안쪽 근육들에 불을 켜 줍니다. 다치지 않고 건강하게, 효율적으로 달리는 데에 도움이 될 겁니다. 크로스핏, 야구, 축구 등 다양한 분야의 프로 선수들의 재활 및 기능 향상을 위한 센터 '프리포먼스'를 운영하고 있는 장유태 대표님이 독자분들을 위해 달리기 전에 하면 정말 효과적인 관절 회복과 '불 켜기' 영상들을 준비해 주셨습니다.

   이 동작들은 저도 달리러 나가기 전에 꼭 하는 동작들인데요. 어쩌다가 빼먹은 날에는, 몸이 평소보다 무겁고, 더 늦게 풀리는 걸 느끼곤 합니다.

영상을 보시고 꼭 자주 연습하셔서 나의 것으로 만들어 보세요. 더 건강하고 자유롭게 달리는 데에 큰 도움이 될겁니다.

엉덩이 근육의 불을 켜 주는 에어플레인 동작

① 왼발에 무게를 실으며, 오른발은 뒤로 뻗습니다.
  상체 기울기가 45도 정도 되도록 앞으로 기울이되,
  머리부터 뒤꿈치까지는 일직선을 유지합니다.
  (고개를 숙이지 않도록 주의합니다.)
② 양팔을 길게, 비행기처럼 양 옆으로 뻗습니다.
③ 그 자세에서 골반을 열고, 닫는 동작을 반복합니다.
  돌아올 때는 원래 자리로 돌아오는 것이 아니라,
  더욱 안쪽으로 내회전시켜 줍니다. (땅을 지지하고 있는
  발과 무릎은 흔들리지 않게 고정시키도록 합니다.)
④ 각 발마다 20~30초 동안 진행합니다.

처음 하실 때는 쉽지 않을 겁니다. 빨리 하는 건 중요하지 않으니 천천히, 안정적으로 움직일 수 있는 범위 내에서 움직여 주시기 바랍니다. 비행기 탑승객들이 멀미하지 않고 편안하도록 만들어 주세요. 꼭! 영상을 참고해 따라해 보시기 바라요.

인스타그램 @utessense

바깥쪽으로 여는 모습.

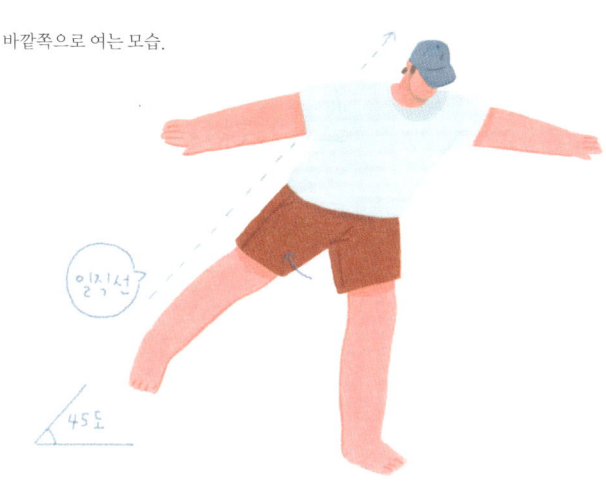

안쪽으로 닫는 모습.

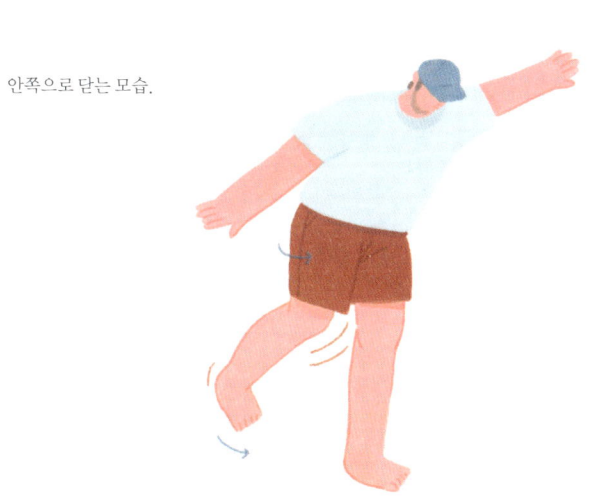

정의성 코치님의 〈호흡 보강운동〉

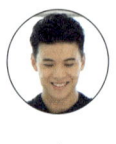

"호흡은 운동을 하려면 꼭 개선하고 넘어가야 할 부분입니다. 여러분들이 집에서 쉽게 따라할 수 있는 호흡 훈련들을 알려드릴 겁니다. 꼭 연습하셔서, 편안한 달리기를 하는 데 도움이 되길 바랍니다."

정의성, 피트니스 멘토

어떠한 운동이든, 가장 중요한 건 호흡입니다. 호흡이 무너지면, 모든 게 무너집니다.

마인드풀 러닝에서는 코호흡이 편한 속도를 유지하는 것을 강조하는데요. 이렇게 달릴 때 코호흡을 연습하는 것도 좋지만, 따로 나의 호흡 습관을 개선하는 훈련을 해 주면 더욱 건강하게 달리는 데에 도움이 될 뿐만 아니라 목, 허리, 어깨 통증도 줄일 수 있습니다.

마인드풀 러닝 스쿨에서 보강운동 프로그램을 맡고 계신 정의성 피트니스 멘토님이 호흡 훈련 영상을 준비해 주셨습니다. 영상을 꼭 보고 호흡 훈련법들을 실천해 주세요. 더욱 더 편안한 달리기를 하는 데에 도움이 될 겁니다.

악어 호흡

① 이마에 손을 대고 편안하게 엎드려서 눕습니다.
② 천천히 배를 위아래로, 갈비뼈는 양옆으로 최대한 부풀리면서 코로 숨을 들이마십니다.
③ 입으로 숨을 내뱉으며 부풀렸던 배와 갈비뼈들을 최대한 홀쭉하게 만들어 줍니다.
④ 목, 어깨에 힘이 들어가지 않도록 주의합니다.
⑤ 5회에서 10회 반복합니다.

엎드려서 하는 것이 익숙해지셨으면, 앉아서, 서서 연습해 봅니다.

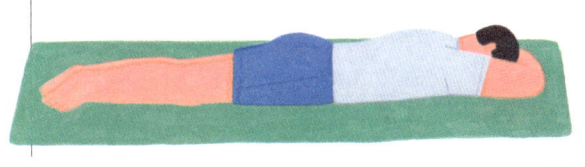

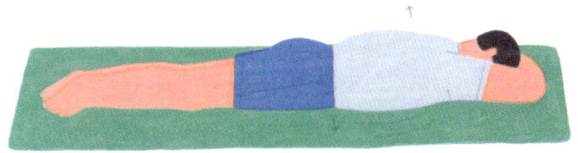

서재혁 트레이너의
〈건강한 발아치를 위한 발가락 트레이닝〉

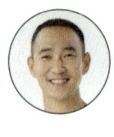

"우리 몸은 관절들이 실제 움직일 수 있는 범위 내에서만 사용해서 움직이게 되어 있습니다. 만약에 달릴 때 아킬레스건, 무릎 또는 발목이 아프다면 (원인이 정말 다양해 하나라고 이야기할 수 없겠지만) 해당 관절들이 다른 곳에 비해 더 많은 일을 하고 있는 것은 아닌지 의심해 볼 필요가 있습니다."

서재혁, 얼라이브 무브 대표

애쓰며 힘으로 달리는 것이 아니라, 큰 힘을 들이지 않아도 달리기가 저절로 될 수 있다면, 지치지 않고 더욱 멀리 빠르게 달릴 수 있을 겁니다. 달리기가 저절로 될 때, 그 달리기 움직임은 그 순간 내 몸이 표현해낼 수 있는 가장 자연스럽고 효율적인 달리기일 겁니다.

자연스럽고 효율적인 움직임은, 그 움직임을 만드는 근육들과 관절들이 독립적으로, 조화롭게 협업할 때 일어납니다. 하지만 그 움직임에 관여하고 있는 근육들, 관절의 일부가 가동성이 줄어들었거나 피로한 상태라면, 다른 근육, 관절들이 추가적으로 일을 하게 되는 비효율적인 움직임이 만들어지겠죠?

오르막 언덕을 달리는 것과 코호흡이 편한 속도로 달리는 것은 자연스럽고 효율적으로 달리는 방식을 거시적으로 내 몸에 익혀 줍니다. 반면 미시적으로 내 몸에 자연스럽고 효율적인 움직임을 익히게 도울 수 있는 방식 중 하나가 바로 킨스트레치(Kinstretch) 훈련입니다.

킨스트레치는 각 관절들의 가동범위를 미리 확보해 놓아, 원하는 움직임을 더욱 효율적으로 만들 수 있도록 돕는 트레이닝입니다. 달리기에서도 미리 가동성을 확보하고 훈련시켜 놓으면 좋은 부위들이 많이 있는데요. 그중 가장 중요하지만 자주 외면받는 부위가 바로 발바닥 아치입니다.

발바닥 아치는 충격을 흡수하고 추진력을 만드는 역할을 수행합니다. 따라서 발바닥 아치를 잘 사용할 수 있으면 더 효율적으로 건강하게 달릴 수 있겠죠?

얼라이브 무브 대표 서재혁 트레이너가 독자분들을 위해 준비해 주신 발가락 트레이닝 영상을 보고 꼭 따라해 보시길 바랍니다. 달리기의 효율 향상, 부상 방지 등 이 작은 발가락들의 훈련이 정말 큰 변화를 가져올 겁니다.

발가락 트레이닝 1단계

① 모든 발가락들을 땅에 붙인 상태로 만듭니다.
② 엄지 발가락은 땅을 누르고, 나머지 네 개의 발가락들은 들어올립니다. 이때 발의 바깥면이 들리지 않게 주의합니다.
③ 한쪽 발마다 5~10회 반복합니다

지하철이나 버스에 앉아 있거나 서 있을 때도 할 수 있습니다. 가동성을 위해서는 자주 훈련하는 게 좋으니 생각날 때마다 반복해 주세요.

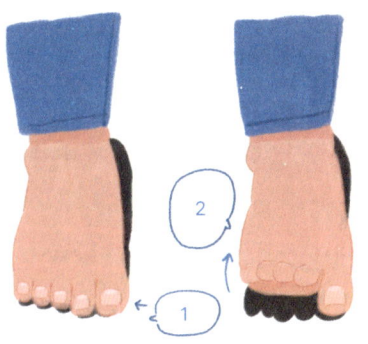

인스타그램 @alivemove

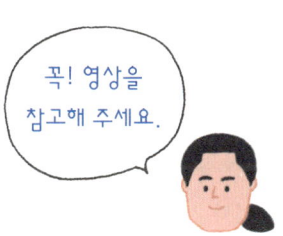

달리기에 도움이 되는 - 명상, 트레이닝, 퍼포먼스, 킨스트레치 영상 가이드 ▸▸▸

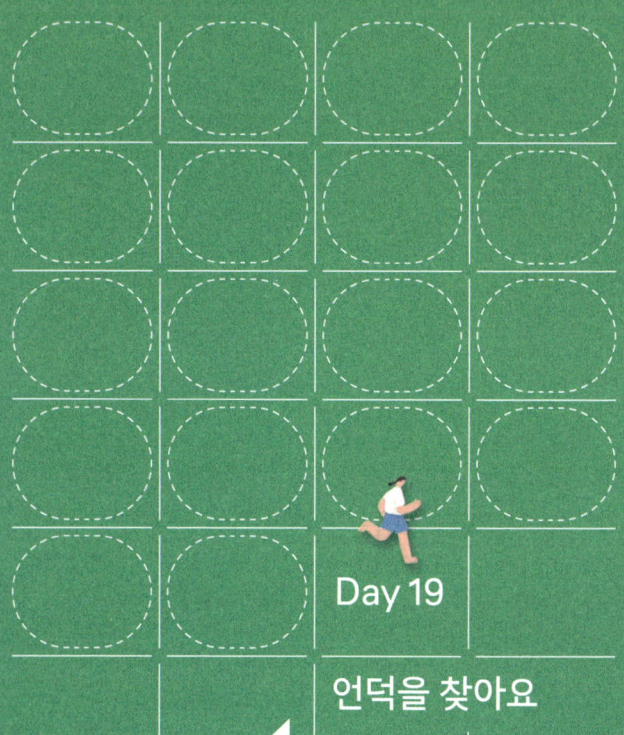

Day 19

언덕을 찾아요

"언덕.
우리는 언덕을 사랑하고, 미워하기도 한다.
언덕은 우리를 강하게 한다.
언덕은 우리의 약함을 보여주기도 한다.
오늘 나는 기꺼이 언덕을 오르기로 결정했다."

할 히그던, 러너이자 작가

'달리기를 잘하려면 어떻게 달려야 하나요?'라는 질문을 많이 받습니다. 이제 막 달리기를 시작한 사람부터 러닝 경력 10년 이상 된 베테랑까지 더 발전하고, 더 성장하고 싶은 마음이 우리의 본능 중 하나가 아닐까 생각합니다.

Day 6에서 리듬/케이던스의 중요성을 말씀드렸다면, 오늘은 아무 생각 없이 뛰기만 해도 잘 달리는 데 도움을 주는 '환경'에 대해 이야기해 보겠습니다.

잘 달리는 방식을 몸에 익힐 수 있는 가장 쉬운 방법 중 하나는, 오르막 언덕을 자주 달리는 것입니다.

중력이 지구의 중심으로 나를 아래로 끌어당기는 힘은 언덕을 달려 올라갈 때 몸으로 더욱 확연히 느껴지는데요. 그래서 오르막 언덕을 달릴 때에는 내리막길이나 평지를 달릴 때보다 자연스럽게 발에 체중이 더 실립니다. 평소보다 더 큰 중력의 힘을 느끼는 몸은 본능적으로 더 효과적이고 효율적인 달리기 자세와 움직임을 만들어 냅니다. 의도하지 않아도 몸에서 가장 큰 엉덩이와 복부 근육들이 더 일을 하기 시작합니다. 발바닥 착지도 저절로 가장 효율적인 중간 부분으로 착지하고, 땅을 밀어내며 앞으로, 위로 나아갑니다.

보폭이 작아지고, 케이던스/리듬이 올라갑니다. (평지를 달릴 때 유지할 수 있는 보폭을 언덕에서도 유지하려면, 훨씬 더 많은 에너지가 들어가기에 몸이 알아서 보폭을 줄이고 리듬을 빨리해서 최대한 비슷한 속도를 유지하는 것이죠.)

달릴 때 무릎이 아프다는 분들이 많이 있는데요. 평소 일상 생활이나 걸을 때는 아프지 않은데, 달릴 때만 아프다면 무릎 자체에 문제가 있기보다는 달리는 방식이 무릎을 아프게 한다고 볼 수 있습니다.

이때 저는 무조건 오르막 언덕을 달려 보라고 권합니다. 내리막은 걷고요. 그러다 보면 몸이 저절로 무릎이 아프지 않은 건강한 방식으로 달리기 움직임을 만들어 내는 것을 경험할 수 있습니다. 몸이 효율적이고 무릎이 아프지 않은 건강한 달리기 움직임을 익힐 수 있도록 충분한 시간을 언덕에서 달리면, 평지에서도 무릎이 아프지 않고 잘 달릴 수 있게 될 겁니다.

건강히 잘 달리고 싶다면 자주 언덕에서 마인드풀 러닝 하시길 바랍니다. 마인드풀 러닝은 코로만 호흡해도 편한 속도로, 내가 할 수 있는 달리기를 즐겁게 하는 것임을 기억해 주세요. 오르막 언덕에서 코로만 호흡해도 편안하려면, 정말 천천히 달려야 할 수도 있습니다. 마음을 비우시고, 속도를 늦춰 주세요. 참고로 저는 언덕을 달릴 때는 경사에 따라 10분/km의 속도로 천천히 달릴 때도 많습니다.

거듭 말씀드리지만 호흡이 편한 나만의 속도로 달리는 걸 꼭 지켜 주세요. 순간의 빠른 속도보다 더 중요한 걸 얻으실 수 있을 겁니다.

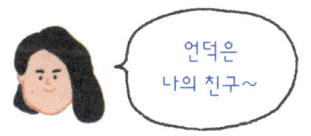

힌트 #7. 언덕 달리기

집 주변 언덕을 찾아보세요. 너무 가파르지 않고, 그렇다고 너무 만만하지 않은 오르막 언덕이라면 좋아요.

일단 아무런 생각이나 의도 없이 달려 올라가 보세요. 평지를 달릴 때보다 중력을 크게 느낄 때에 내 몸이 어떤 식으로 달리는 자세와 방식을 바꾸는지 느껴 보세요. 복근과 엉덩이 근육같이 큰 근육들이 더 일을 하는지, 몸의 기울기와 리듬이 어떤 식으로 바뀌는지 인지해 보세요. 내리막길을 달리는 것은 숙련되지 않은 경우 몸이 충격을 더 느낄 수 있으니, 속도를 줄여 주세요. 걸으셔도 좋아요.

이렇게 5분 동안 오르막을 달려 올라가고, 내리막은 천천히, 혹은 걸어 내려 오는 것을 반복해 보세요.

케냐 달리기 선수들은 달리기 자세나 리듬에 대한 코칭을 받지 않아요. 어렸을 때부터 언덕이 많은 지역에서 자주 걷고, 천천히 달리다 보니 스스로 가장 효율적인 방식을 체득하는 것이죠.
그들처럼 언덕을 자주 달려 보세요. 중력과 내 몸은 최고의 스승이에요. 중력을 더욱 느끼는 환경에서 달리는 나의 몸의 움직임들을 있는 그대로 인지해 보세요. 나만의 효율적인 달리기 자세와 리듬이 자연스럽게 만들어지는 것을 경험하실 거예요. (집 주변에 언덕이 없다면, 동력 트레드밀의 경사를 높여서 사용해 보세요. DAY 11 '실내에서 달리기'를 참고하세요.)

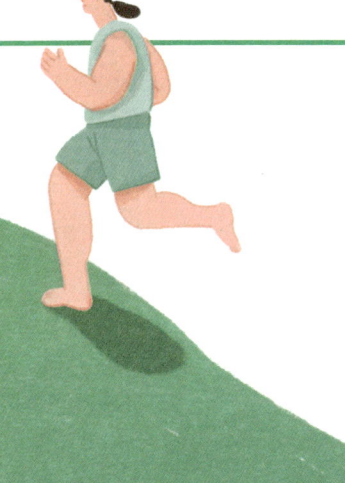

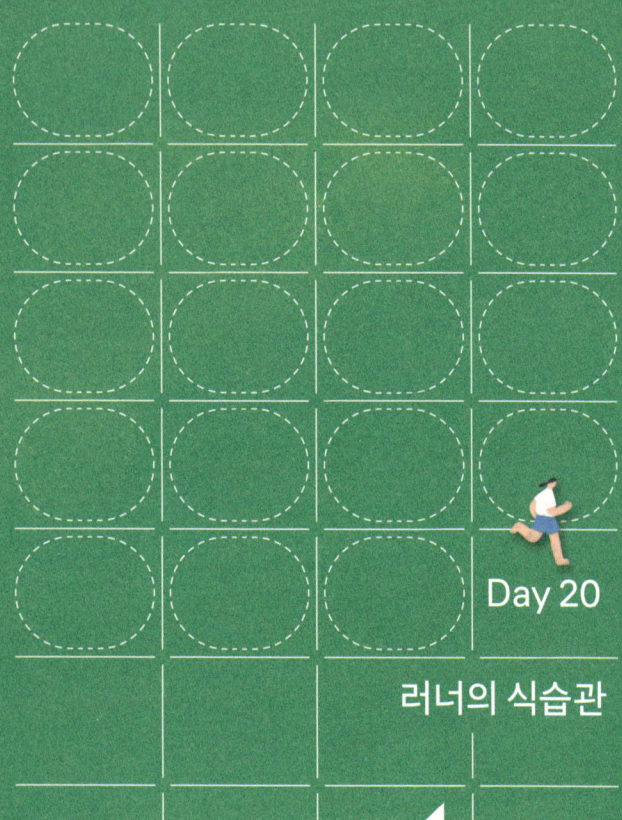

Day 20

러너의 식습관

"적당히, 주로 농작물을 드세요."
마이클 폴란, 저널리스트, 〈잡식동물의 딜레마〉 저자

'달리기를 꾸준히 하면 체중을 감량할 수 있지 않을까?' 저와 함께 달리는 분들 중엔 체지방을 낮추거나 체중 유지를 원하는 분들도 있습니다. 혹시 다이어트 한번 한 적 없고, 약도 먹지 않으면서 건강을 유지하는 러너의 식습관이 궁금하지 않으세요?

오늘은 제 식습관을 간단히 정리해 보았습니다. 참고해서 자신만의 식습관과 운동 습관을 만드는 데 도움이 되는 아이디어들을 얻어 가실 수 있을 거예요.

평균보다 낮은 체중과 체지방이 꼭 건강한 것은 아니라고 생각합니다. 목표로 하는 몸 사용의 종류 및 범위에 따라, 가장 이상적인 몸의 형태와 구성은 다르다고 봅니다. 저는 장거리 러너이자 코치이기에 낮은 체중과 체지방을 유지하는 습관들을 무의식적으로/의도적으로 만들었고 유지하고 있습니다.

저처럼 장거리 달리기에 최적화된 몸을 만드는 데에 관심이 없으시다면, 그저 '아 이 사람은 이러한 식습관과 운동 습관으로 자신이 추구하는 몸을 유지하는구나.' 하시면서 읽어 보시면 좋겠습니다.

오늘 하루도 자유롭게 달리고, 좋은 식습관도 만들어 보시길 바랍니다!

☞ 마인드풀 러닝 식습관 가이드

저는 고등학교 때부터 키 180cm에 64~67kg 체중을 유지하고 있습니다. 체지방 측정은 2015년에 처음 해 보았는데, 그 이후로 측정할 때마다 8%를 넘어 본 적이 없고, 가장 낮았을 때는 4%로 지금까지 측정 평균은 6% 정도입니다.

저와 제 주변 사람들은 제가 그저 '타고났다'고 생각했습니다.

그런데 제 식습관과 운동 습관을 돌아보니, 이건 아무리 보아도 살이 찔 수 없고 체지방이 늘기 힘든 삶의 방식들이 주를 이루고 있었습니다. 살이 안 찌는 체질도 맞긴 하지만, 낮은 체지방과 몸무게가 유지될 수밖에 없는 식습관과 운동 습관을 많이 갖고 있었죠.

오랜 시간 동안 거의 매일 축구, 달리기, 근력 운동, 요가 등을 하며 먹고 마시는 것과 몸의 컨디션, 그리고 퍼포먼스와의 상관관계를 직접적으로 경험해 왔습니다. 많은 시행착오를 겪으며 꾸준히 훈련하고 퍼포먼스를 낼 수 있는 저만의 이상적인 체중, 컨디션 유지 방식들에 대한 다양한 아이디어 및 습관들을 만들어 온 것이죠.

원하는 방향으로 체중을 변화시키고 유지하며, 퍼포먼스를 향상시키는 데에 도움을 주는 제 식습관들을 공유해 봅니다.

1. 식사 전에는 무조건 운동하기

저는 "음식은 몸이 건강하게 움직이는 데에 필요한 연료(fuel)"라고 생각합니다. 그래서인지 아침, 점심, 저녁과 같은 '식사' 전에는 아주 간단한 운동이라도 꼭 합니다. 팔굽혀펴기 5회, 다운독 10초, 어깨 가동성 운동 1분 등 가벼운 운동부터 달리기, 요가, 보강운동 등을 합니다. 시간이 없다면 10초 동안 서서 몸을 전체적으로 길게 하는 스트레칭이라도 합니다. 먹기 전에 몸을 움직이는 것이 습관이 된 것이죠.

식사 전에는 10초라도 몸을 건강하게 움직여 보세요. DAY 18에서 배운 운동들 중 발가락 운동이라도 좋습니다. 이렇게 밥 먹기 전에 짧게라도 움직이는 습관은 꾸준히 운동하게 도와줄 뿐만 아니라, 먹는 음식에 대한 관점을 완전히 바꿔 줄 겁니다.

2. 진짜 음식 먹기 (정크푸드 피하기)

가공된 음식들에는 수많은 화학물질이 포함되어 있습니다. 특히 우리 뇌가 '맛있다'라고 반응하는 설탕, 트랜스 지방 등은 뇌의 보상체계를 과도하게 자극하여 필요 이상으로 먹게 합니다. 정크푸드로 불리는 패스트푸드, 인스턴트 식품들은 열량은 높지만 몸에 필요한 영양소는 부족해서 계속 먹고 싶게 합니다.

그래서 저는 되도록이면 공장에서 가공되어 박스나 비닐에 완제품으로 제공되는 가공 공정을 거친 음식을 피하고, 가급적 최소한의 공정을 거친 재료를 사서 요리해서 먹습니다.

이를테면 흰밥보다는 현미밥을, 베이컨이나 소시지보다는 삼겹살을, 감자튀김이나 봉투에 담긴 감자 과자보다는 집에서 삶은 감자를, 여러 부위의 고기들과 내가 모르는 첨가물이 섞인 햄버거보다는 생고기를 사서 스테이크를 해 먹으려고 합니다. 과자, 탄산음료 등을 멀리하고, 견과류, 꿀 등 자연 상태에서 발견되는 것들을 먹으려고 합니다. 과일 주스에는 과일 말고 무엇이 들어갔는지 알 수 없기에, 과일 그 자체를 먹거나 갈아 마십니다.

필요 이상으로 먹고 싶은 충동을 '갈망(craving)'이라고 부릅니다. 가짜 음식을 멀리하고 진짜 음식을 먹다 보면, 가짜 음식에 대한 갈망이 줄어들 거예요. 몸이 진짜 음식을 통해 배부름과 만족을 더 자주 경험할수록, 충동적인 폭식이나 필요 이상으로 먹는 습관이 약해질 겁니다.

3. 되도록이면 식물성 음식과 제철 과일, 야채 먹기

거의 대부분 옴짝달싹 할 수 없는 비좁은 공간에서 자라며, 성장호르몬 등 다양한 화학물질이 들어간 사료를 먹고 자란 동물들이 우리 식탁에 오른다는 사실을 안 이후, 가능하면 고기 섭취를 줄이고 있습니다.

또한 인간이 먹는 고기 생산을 위한 축산업이 환경에 좋지 않은 영향을 만들어 내고 있다는 것은 고기를 먹는 것에 대한 고민을 더욱 깊게 합니다.

그래서 과일과 야채를 더 자주 먹으려고 합니다. 과일과 야채를 먹으면 고기를 먹었을 때보다 몸이 상대적으로 훨씬 더 가볍고, 소화도 잘되어서 사용할 수 있는 에너지도 더욱 빠르고 가볍게 생기는 느낌이 듭니다. 사과, 키위, 배, 귤, 감, 블루베리, 당근, 브로콜리, 양배추, 시금치, 콩나물 등을 생으로 혹은 반찬으로 현미밥과 함께 먹는 것을 좋아합니다. 또한 블루베리, 당근,

견과류, 생강, 꿀, 아보카도, 콤부차, 물을 같이 갈아서 걸쭉한 스무디로 만들어 씹어 먹습니다.

그래도 한 달에 한두 번 고기가 먹고 싶은 날이 있는데요. 그럴 때면 아침 공복에 굽거나 삶아서 먹는 걸 좋아합니다.

4. 내 몸에 맞는 음식과 맞지 않는 음식을 가려 먹기

내 몸에 맞지 않는 음식보다는 내 몸에 맞는 음식을 먹는 것이 나에게 좋겠죠? 한의학에서는 체질에 따라 몸에 맞는 음식을 정의하는데요. 저는 내 몸에 맞는 음식은 먹고 나면 몸이 가볍고, 소화가 잘되고 졸리기보다는 힘이 나는 음식들이라고 정의합니다. 내 몸에 맞지 않는 음식은, 먹고 나면 몸이 무겁고, 소화가 잘되지 않아 배가 답답하며, 졸리고, 잠이 오게 하는 음식들이라고 정의합니다.

식사 후에는 항상 몸의 상태를 관찰하고, 그 상태를 반영하여 먹은 음식이 또 먹은 양이 내 몸에 적합한지 아닌지 판단합니다.

특히 달리기를 하게 되면 달리기 전의 식사와 달릴 때의 가벼움, 편안함을 연결시켜 먹는 것과 퍼포먼스와의 상관관계를 경험할 수 있습니다. 이렇게 계속 관

찰해 온 결과, 제게 맞는 음식과 맞지 않는 음식들을 구분할 수 있었습니다.

> **나에게 맞는 음식**
>
> 제철 과일(사과, 감, 귤, 키위, 배 등), 제철 채소(쑥, 두릅, 미나리, 시금치, 당근 등), 미역, 아침 공복에 구운 고기, 삶은 고기, 집에서 만든 콤부차, 견과류, 마늘, 생강, 대추, 바나나, 아보카도, 물, 내추럴 와인, 시큼한 맥주(sour beer).
>
> **나에게 맞지 않는 음식**
>
> 공장에서 만들어진 온갖 과자, 탄산음료, 온갖 가공식품(라면, 전자레인지에 데워 먹는 완제품), 치맥, 늦은 저녁에 굽거나 튀긴 고기, 너무 단 와인.

여러분은 어떤가요? 이제 달리기를 시작하셨으니, 달릴 때 몸을 편하게 만드는 음식들을 찾아보세요. 소화가 잘되는, 달릴 때 나를 더 가볍게 해 주는 음식은 나에게 좋은 음식일 확률이 높습니다.

5. 음식의 타이밍

무엇을 얼마나 먹느냐 만큼, 언제 먹느냐도 중요한 것 같습니다. 예를 들어 늦은 저녁 시간에 먹는 사과 1개

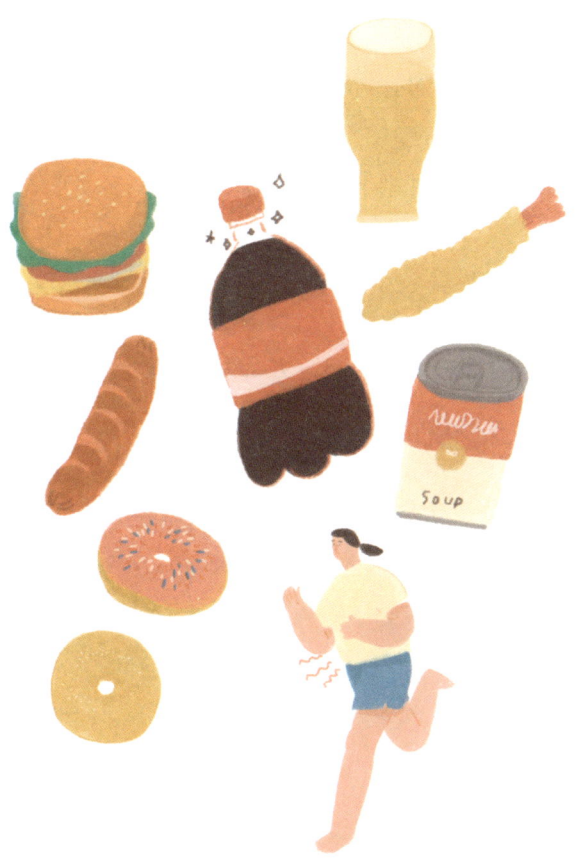

와, 아침 공복에 먹는 사과 1개가 몸에 주는 효과에는 큰 차이가 있을 겁니다.

저는 고기를 먹게 되면 되도록이면 저녁에 먹지 않고 아침이나 점심에 먹으려고 합니다. 저녁에 고기를 먹고 자면 잠도 잘 못자고 다음 날에 속이 더부룩하기 때문이에요. 반면 아침 공복에 고기를 먹으면 소화도 잘되고 든든한 포만감이 오후까지 지속되어 좋더라고요.

똑같은 음식이라도 달리기 전과 달린 후, 아침과 저녁에 번갈아 먹어 보면서 언제 먹었을 때 내 몸이 더 잘 흡수하고 편한지 실험해 보면, 더욱 건강한 식습관과 운동 습관을 만드는 데에 도움이 될 겁니다.

예를 들어 달리기 전에는 단백질보다 탄수화물이 당연히 효과적이며, 달리기 직후에는 고체 음식보다는 따뜻한 액체 음식을 통해 몸이 필요한 영양분을 더욱 손쉽게 섭취할 수 있게 도와주면 좋을 겁니다.

모쪼록 저의 이야기를 참고하시되, 스스로 실험해 보고 느껴 보면서 음식도 나를 위해 잘 섭취해 보시기 바랍니다.

힌트 #8. 맛있는 상상을 현실로

오늘, 어떻게 하면 쉽게 달리러 나갈 수 있을까요?

달리러 나가게 하는 음악 말고 제가 자주 쓰는 방법 중 하나는 달리고 나서 마실 음료나 음식을 정하는 겁니다. 그러곤 상상합니다. 달리고 나서 그 음료나 음식을 먹고 마시는 장면을. 상상만 해도 기분이 좋아지죠.

그런데 그 상상을 현실로 불러오려면, 달리러 나가야 합니다. 달리러 나가야 하는 이유가 아주 명확해지죠.

제가 가장 좋아하는 달리기 후 음료는 달달한 밀크티예요. 집에 들어오는 길에 밀크티를 사 올 수 있도록, 러닝 쇼츠 뒷주머니에 카드를 넣고 달리러 나갈 때는 마음이 참 든든해요. 밀크티를 사서 집까지 쿨다운 러닝을 하고, 샤워 후 그 밀크티를 마셨을 때의 기분이란… 지금도 군침이 돕니다.

달리고 나서 나 자신에게 줄 선물을 정해 보세요. 상상해서, 그 장면을 그대로 느껴 보세요.

자, 그 상상을 이제 현실에서 경험해 보세요. 밖으로 나가세요.

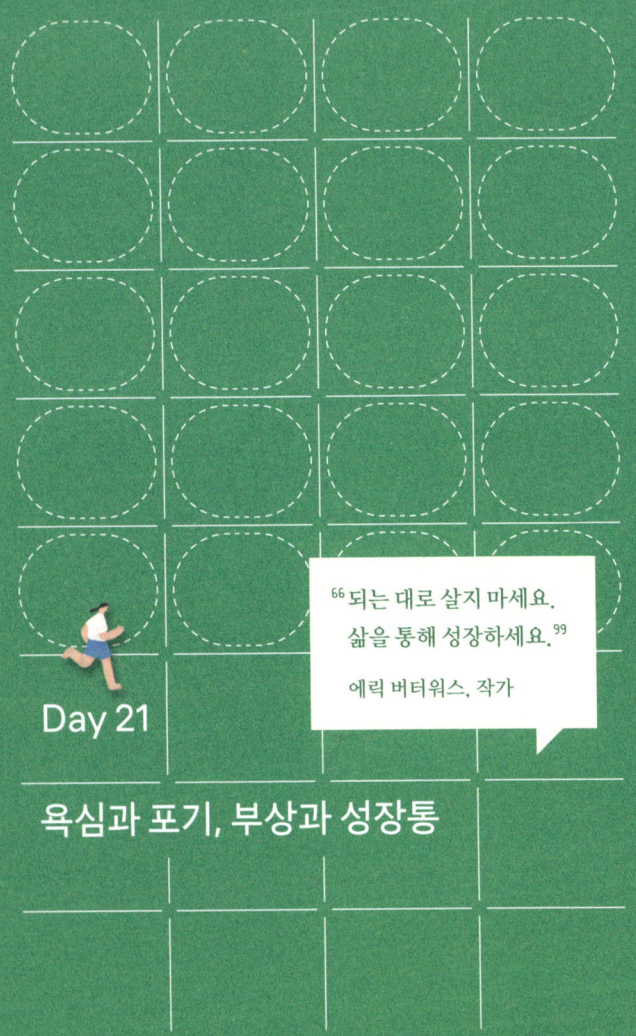

"되는 대로 살지 마세요.
삶을 통해 성장하세요."

에릭 버터워스, 작가

Day 21

욕심과 포기, 부상과 성장통

저는 하체에 비해 상체가 약합니다. 상체가 약하다 보니 상체 운동을 할 때마다 너무 힘들고 괴롭습니다. 그러다 보니 상체 운동을 계속 피했습니다.

상체 운동을 할 때마다 내가 얼마나 빈약한 상체를 갖고 있는지 다시 깨닫는 게 고통스럽습니다. 빈약한 상체를 갖고 있는 제 자신이 초라하게 느껴지는 걸 경험하기 싫었죠. 그래서 오랫동안 상체 운동을 하지 않았습니다.

그러던 2020년 9월의 어느 날부터 일단 하루에 '100개만 하자'는 마음으로 푸시업을 시작했습니다. 어느 유튜브 영상에서 스노우폭스 김승호 회장님의 한 문장에서 영감을 얻었어요. "자신감을 얻고 싶으면 일단 하루에 팔굽혀펴기 100개를 매일 해 보세요. 나도 모르게 자신감이 생길 겁니다."

그런데 첫날, 10개씩 끊어서 팔굽혀펴기를 시작했는데, 30개도 하지 않은 상태에서 너무 힘들었습니다. 가슴, 팔, 어깨가 모두 아프더라고요.

'그래 내가 무슨 상체 운동이야, 원래 상체는 약한데. 그만하자.' 하면서 포기하고 싶었습니다. 하지만 저는 변화를 원했어요. 그리고 인정했습니다. 갈비뼈만 앙상히 보이는 상체 대신 튼튼한 가슴 근육이 있는 상체를 갖고 싶다는 욕망을요.

한 세트에 10개씩 해 나갔습니다. 세트 사이에는 요가의 다운독 동작을 넣어 쉬어 갔고요. 결국 100개를 마치고 나니, 기분이 끝내줬습니다. 정말 오랜만에 큰 성취감을 느꼈죠. '그래, 나는 상체가 허약한 편이지만, 이렇게 매일 100개씩만 하다 보면 달라질 거야.' 하며 DAY 7에 소개한 성장 마인드셋을 가지고 매일 해 나가기로 마음먹었습니다.

그런데 3일째에 어깨 통증이 심하게 느껴졌고, 4일째에는 갈비뼈 부분이, 5일째엔 왼쪽 가슴에서 통증이 느껴졌습니다.

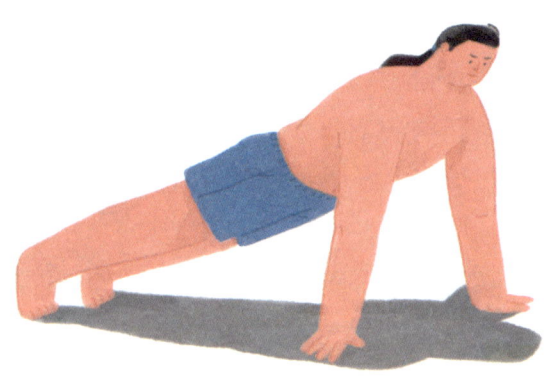

왼쪽 가슴이 아팠을 때는 '설마 심장에 문제가 생겼나?' 놀라면서 경동맥에 손가락을 얹고 심장 박동수를 재 보았습니다. 재어 보니 60 이하였어요. 심장 박동수가 비정상적으로 높거나 낮은 것은 아니어서, 일단 심장에 문제가 있는 건 아닌 것으로 판단했습니다. 1년 넘도록 아무런 상체 운동을 하지 않았더니 어깨, 갈비뼈, 가슴 등이 성장통, 근육통을 겪고 있는 것 같았습니다. 근육통을 성장의 신호로 인식하고, 매일 100개씩 해 나갔고, 그렇게 거의 두 달 반이 넘자 100개를 하고 나서도 그다지 힘들지 않았습니다. 그래서 150개까지 하는 날들도 있고, 더해서 풀업도 하기 시작했습니다.

이 이야기를 드리는 이유는 여러분도 지금, 혹은 가까운 미래에 달리기 성장통을 겪으실 것이기 때문입니다. 특히 정말 오랜만에, 혹은 오랫동안 멈추었다가 다시 달리기를 시작하면 분명 불편한 것들이 많을 겁니다. 발목이나 허벅지 앞쪽이 뻐근하거나, 종아리가 뻐근할 수도 있습니다.

일상생활이나 걷는 데에 무리가 없고, 찌르는 듯한 날카로운 고통이 아니라면, 부상보다는 성장통일 확률이 높습니다. 부상이 아니라면, 이것을 '성장의 신호'

로 인식하고 무리하지 않으면서 꾸준히 이어가는 마음을 가져 주세요. 매일 5분, 호흡이 편안한 속도로 달리는 것을 계속 연습해 보시길 바랍니다. (부상과 성장통을 구분하는 것에 관해서는 다음 "달리기하면 무릎이 상하지 않나요?" 가이드를 꼭 참고해 주시기 바랍니다.)

우리의 목표가 〈30일 5분 달리기〉인 이유가 있습니다. 매일 5분만 나의 호흡에 집중하며 나의 달리기를 하다 보면 부상 없이, 무리없이 건강히 달릴 수 있다는 것을 경험하기 때문입니다. 이건 저뿐만 아니라, 지금까지 마인드풀 러닝 스쿨의 〈30일 5분 달리기〉 도전에 참가한 500명이 넘는 분들의 경험입니다.

　욕심과 포기 사이에는 꾸준함이 있습니다. 너무 열심히 하다가 제풀에 지치지 마시고, 또 성장통에 힘들다고 쉽게 포기하지 마세요. 꾸준함으로 나아가시길 바랍니다. 달리기 성장통을 이겨내고, 꾸준히 자신 있게 달리고 있는, 성장한 나를 발견할 날이 올 거예요.

달리기하면 무릎이 상하지 않나요?
☞ 통증 진단과 처방 가이드

달리기가 무릎을 상하게 한다고 알고 있는 분들이 많습니다. 실제로 제 주변에도 무리해서 달리다가 무릎에 이상이 생겨, 그 이후로는 다시 달리지 않고 있다는 분들이 있습니다. 무릎은 사용할수록 닳는다며 달리기 같은 건 하지 말라고 권하는 의사도 있다고 하지요.

반면 평생을 달렸는데도 무릎에 전혀 이상이 없는 분들도 많습니다. 케냐 마라톤 선수들은 매월 600~800km 거리를 달리고, 일년에 2~3회 풀 마라톤 대회에 나가 전력으로 뛰는데도 무릎 부상이나 통증이 없는 선수들이 대부분입니다. 한국 아마추어 러너들 중 지금까지 총 100회 넘게 마라톤을 완주한 분들도 있는데요. 이분들 역시 무릎은 아주 건강하고, 지금도 문제없이 걷고 달리고 계십니다.

달리기와 무릎에 관한 논문들을 검색해 보아도, 우리 주변을 관찰했을 때와 비슷한 결과들을 볼 수 있습니다.

이미 많은 논문들이 나와 있어서 두 가지만 인용하여 설명드릴게요. 50~70살의 달리는 사람들과 달리지 않는 사람들을 10년 이상 비교한 연구, 그리고 20~30대 때 달리기 선수였거나 열성적으로 달리기 훈련에 임했던 사람들이 나이가 들었을 때 무릎, 고관절 등의 건강 상태를 달리지 않는 사람들과 비교한 연구가 있습니다. 첫 번째 연구*결과를 보면 달리기가 골관절염에 미치는 영향을 찾지 못하였고, 두 번째 연구**를 보면 일주일에 20~40km 정도 취미로 달리는 것이 관절염을 일으키거나 무릎의 기능을 악화시키는지, 유의미한 상관관계를 찾지 못했습니다.

그렇다면 왜 어떤 분들은 달리다가 무릎 부상을 경험하고, 어떤 분들은 통증 없이 잘 달릴까요? 표면적으로는 여러 이유가 있을 수 있지만, 사실 답은 간단합니다.
  무릎이 손상되는 방식으로 달리는 분들은 달릴수록 무릎이 손상되고 악화되는 것이며, 무릎이 손상되지 않게 달리는 분들은 더 달린다고 해서 무릎이 더 손

---

* Chakravarty, E. F., Hubert, H. B., Lingala, V. B., Zatarain, E., & Fries, J. F. (2008). Long Distance Running and Knee Osteoarthritis: A Prospective Study. American Journal of Preventive Medicine, 35(2), 133-138. doi:10.1016/j.amepre.2008.03.032
** Konradsen, L., Berg Hansen, E., & Søndergaard, L. (1990). Long Distance Running and Osteoarthrosis. The American Journal of Sports Medicine, 18(4), 379-381. doi:10.1177/036354659001800408

상되거나 악화되지 않는 것입니다. 너무 간단해서, 조금 어처구니가 없죠?

그렇다면 어떻게 달리면 무릎이 손상되지 않을까요? 무릎이 악화되는 방식으로 달리는 데에 몸이 익숙해져 있다면, 어떻게 무릎이 악화되지 않는 방식으로 바꿀 수 있을까요?

무릎에 무리가 가는 방식으로 달리고 계시다면, 그 이유는 달리는 방식, 기능적 문제일 수 있으며, 혹은 몸의 구조적인 문제일 수도 있습니다.

먼저 달리는 방식이 문제일 경우 1) 리듬/케이던스 2) 기울기 3) 호흡(달리는 강도)에서 해결책을 찾을 수 있습니다.

리듬의 경우 DAY 6에 말씀드렸듯이 자신이 느끼기에 약간 어색할 정도의 빠른 리듬으로 달리는 것이 착지할 때마다 몸이 받는 충격의 크기를 덜고 달리기 경제성도 향상시킵니다. 미국 위스콘신주 고등학교 육상 선수들 68명의 케이던스와 무릎 부상 사이의 연관성을 연구한 논문[*]에서는 상대적으로 낮은 케이던스

- LUEDKE, L. E., HEIDERSCHEIT, B. C., WILLIAMS, D. S., & RAUH, M. J. (2016). Influence of STEP Rate on Shin Injury and Anterior Knee Pain in High School Runners. Medicine & Science in Sports & Exercise, 48(7), 1244-1250. doi:10.1249/mss.0000000000000890

로 달리는 선수들이 그보다 높은 케이던스로 달리는 선수들에 비해 정강이 부상과 무릎 부상을 경험할 확률이 더 높다는 결과를 보여줍니다.

DAY 6를 다시 읽어 보고 오늘은 평소보다 조금 더 빠른 리듬으로 달려 보세요. 몸에 축적되는 충격이 감소하고, 더욱 효율적으로 달리실 수 있을 겁니다.

기울기의 경우 DAY 8에 말씀드렸듯이 달릴 때 앞으로 떨어지듯이 기울이면 더욱 안정적인 착지(앞발 혹은 중발)와 효율적인 달리기를 가능하게 합니다. 뿐만 아니라 이렇게 앞발 혹은 중발로 착지하여 달릴 경우 무릎 부상 확률을 줄일 수 있다는 것을 보여주는 연구 결과[*]도 있습니다. DAY 8를 꼭 다시 읽어 보고, 앞으로 떨어지듯이 달리는 방식을 몸에 익혀 나가시기 바랍니다.

무리하면서 달릴 경우 무릎뿐만 아니라 아주 다양한 부상을 당할 위험에 노출됩니다. DAY 4에서 말씀드렸지요. 달리는 속도가 빨라 코로만 호흡해도 편하게 유지하기 쉽지 않다면, 무리하고 있는 겁니다.

---

[*] KULMALA, J., AVELA, J., PASANEN, K., & PARKKARI, J. (2013). Forefoot Strikers Exhibit Lower Running-induced Knee Loading Than Rearfoot Strikers. Medicine & Science in Sports & Exercise, 45(12), 2306-2313. doi:10.1249/mss.0b013e31829efcf7

이제 막 달리기를 시작한 지금은 달리기의 중심을 호흡에 두고, 내가 할 수 있는 달리기에 집중하시기 바랍니다. 먼저 달리기라는 움직임을 몸에 익히고 달리는 습관을 1~2년 정도 꾸준히 이어나가 주세요. 이후에 더욱 멀리 빠르게 달리고 싶다면 코로만 호흡해서는 편하게 유지할 수 없는 '빠른' 속도로 달리는 것을 전체 훈련양의 10~20% 내외로 하셔도 좋습니다. 하지만 1~2년 정도 코로만 호흡해도 편한 속도로 달린 시간을 쌓기 전에 빨리 달리는 훈련을 자주 하거나, 항상 숨이 찬 속도로 달린다면, 다양한 부상, 그리고 심지어 번아웃까지 경험할 각오를 하셔야 합니다. 그러지 않으셨으면 해요.

몸의 구조적 문제일 경우 정말 여러 가지 이유가 있을 수 있습니다. 물론 엉덩이 쪽 근육들, 허벅지 앞뒤 근육 등 잘 쓰지 않거나 굳어 있어서 무릎이 아픈 경우가 많은데요. 사실 달리기는 너무도 복합적인 운동이기에, 거의 모든 몸의 근육들이 관여합니다. 따라서 어떤 한 부분의 근력이 부족한 것이 문제일 수도 있고, 어떤 한 부분의 근육이 다른 부위들에 비해 너무 활성화되어 있기 때문일 수도 있습니다. 몸의 정렬의 문제일 수도 있고요.

따라서 달릴 때마다 무릎이 아프다면, 인터넷에 있는 정보를 찾아서 나에게 대입하기보다는, 나를 진단해 주고 개선 방안을 처방해 줄 수 있는 전문가를 찾아가는 것이 좋습니다. 달리기를 취미로 즐기며, 몸에 대해 끊임없이 공부하는 트레이너나 물리치료사를 찾아가는 것을 추천합니다.

아울러 DAY 18에서 소개한 보강운동(정의성 코치)과 킨스트레치(서재혁 트레이너)를 참고해 무릎 부상을 방지할 다양한 아이디어와 운동을 익히고 실천해 주시기 바랍니다.

〈30일 5분 마인드풀 러닝 도전〉 3기 참가자 한 분께 무릎 통증과 달릴 때 착지에 대한 질문을 받은 적이 있는데요. 그분께 드린 답변으로 무릎이 아프지 않게 달리는 데에 도움이 되는 저만의 노하우들을 몇 가지 공유해 드릴게요.

"한 달 반을 거의 매일 달려서 그런지 최근 달릴 때 무릎 쪽이 찌릿한 느낌이 있어 유튜브 영상들을 찾아보았습니다. 무릎 충격을 완화하기 위해 발의 중간과 앞쪽으로 착지하라는데, 며칠 신경 써 보았지만 발목에 무리가 되는 것 같아요. (유튜버 님들이 보강운동이 필요하다는데 그런 것 같습니다.) 무릎과 발목에 무리되지 않게 하는 착지 방법이나 신경 쓰면 좋은 점 등 조언을 부탁드려요."

달릴 때 무릎이 찌릿하고 아플 때는 자가 진단을 함으로써, 1) 이 아픔이 부상으로 이어질 아픔인지 2) 러너로서 성장하는 과정인지 둘 중 하나로 구분해 주어야

아픔 척도: 1 - 2 - 3 - 4 - 5 - 6 - 7 - 8 - 9 - 10	
1	통증 없음. 달리기 문제없음.
5	뻐근하고 조금 아픔. 달리기 문제없으나, 약간 신경이 쓰임.
6	찌릿하고 살짝 뽀족한 아픔이 느껴짐. 달리지 않을 때는 괜찮지만, 걸을 때도 살짝 통증이 느껴짐.
8	뽀족한 아픔이 커서 달릴 때 느껴지는 통증이 고통스러움. 걸을 때도 무릎이 불편함.
10	뽀족한 아픔이 너무 강렬해서 달릴 수 없고, 걸을 때뿐만 아니라 아픈 무릎의 발에 무게 지지를 조금만 하여도 무릎이 아픔.

합니다.

    제가 자주 사용하는 자가 진단 방법은 케냐에서 배운 '아픔 척도'를 사용하는 겁니다. 먼저 무릎에서 느낄 수 있는 '아픔'을 1에서 10까지 상상합니다.

    무릎이 아프다면 이렇게 먼저 자가 진단을 해서 어느 정도 쉬어야 할지, 또는 전문가를 찾아가 보강운동 처방 혹은 물리치료를 받아야 할지 스스로 판단할 수 있어야 합니다.

    무릎에서 느껴지는 통증이 6 이상이라면, 무조건 달리기를 멈추고, 휴식 후 물리치료사나 트레이너를 찾아가길 권합니다.

    자가 진단 시 통증 5 이하라면, 하루 이틀 달리기를 쉬고 엉덩이 근육의 힘을 기르고 자세를 바로 하게 도와주는 보강운동을 진행하신 후 달리기를 다시 해 봅니다. 무릎의 아픔이 쉬기 전보다 나아졌다면, 달리기를 다시 천천히 이어나갑니다. 무릎의 아픔이 쉬기 전과 같거나 더 심해졌다면, 전문 트레이너를 찾아 왜 달릴 때 무릎이 통증을 느끼는지, 어느 부위가 굳어 있거나 필요 이상의 일을 하고 있는지 점검하시기 바랍니다.

▶ **왜 누구는 무릎/발목이 아프고 누구는 아프지 않을까?**

A와 B 둘 다 건강한 신체를 갖고 있습니다. A는 수영 5년 차이고, B는 달리기 5년 차라고 가정합니다. A는 10분만 달려도 무릎, 발목이 아프지만, B는 10km, 42.195km, 심지어 160km를 달려도 멀쩡합니다. 두 사람 다 건강한데, 왜 그럴까요?

사람마다 신체구조가 다르고 달리기 경험이 다르기에, 여러 가지 변수와 이유가 있을 수 있습니다. 하지만 지금 당장 추측해 보라고 한다면, '달리는 움직임'의 성숙도가 다르기 때문이라고 이야기할 것 같습니다.

B는 오랫동안 꾸준히 달리면서 본인에게 가장 효율적인 달리기 자세와 리듬을 익혀 왔습니다. 달릴 때 발이 땅에 닿는 것이 무의식적으로도 두렵지 않아서, 몸은 긴장하지 않고 자연스럽게 중력을 이용하여 최소한의 에너지를 쓰면서 달립니다. B의 '달리는 모양'은 억지로 만들어 내는 모양이 아니며, 그의 발걸음은 가볍지만 힘차게 앞으로 나아갑니다.

B는 달리기가 잘되도록 '내버려 둡니다.' 착지할 때 발바닥의 어떤 부분이 땅에 닿는지 생각하지 않고, 중력을 최대한 효율적으로 이용할 수 있는 몸의 기울기를 만들어서 매번 몸이 자연스럽게 '땅으로 떨어지게'

놔둡니다. B의 달리기 움직임은 자유롭고 역동적이며 상당히 효율적입니다.

5년 넘게 꾸준히 무리하지 않게 달린 결과 B가 뛸 때 각 근육은 각자 할 일을 제대로 합니다. 무릎과 발목 등은 필요 이상으로 무게를 지지하거나 무리한 방식으로 쓰이지 않습니다. 감당할 수 있는 달리기의 시간과 거리, 속도의 범위는 상당히 넓어서, 부상당할 확률도 낮습니다.

5년 동안 수영으로 신체를 단련한 A는 건강하지만 달리기 경험이 없습니다. 따라서 달리는 동작 자체를 어색하게 느낍니다. 달릴 때 발이 땅에 닿을 때마다 무의식적으로 몸이 긴장하고 경직합니다. 보폭을 크게 하고 싶어서 성큼성큼 달리고, 그러다 보니 계속 발의 뒤꿈치부터 땅에 닿게 됩니다. 착지할 때 땅으로 떨어지는 것이 무서워서, 계속 부자연스럽게 의도적으로 착지의 모양을 만들어 내려 합니다.

A는 달리기 경험이 적기에 달릴 때 비효율적으로 움직이는데도, 빨리 달리고 싶은 욕심에 숨이 찬 속도로, 힘들게 달립니다. 달리기를 잘하려고 과도하게 의식적으로 자세와 착지를 생각으로 만들어 나갑니다.

이제 막 달리기를 시작했기에 달릴 때 사용되는 움

직임 패턴을 만들어 가는 데에 각 근육은 조금씩 자신들의 역할을 익혀 나가고 있습니다. 그렇기에 감당할 수 있는 달리기의 시간과 거리, 속도는 비교적 작습니다. 하지만 A는 빨리 달리고 싶은 욕심에 숨이 찬 속도로, 힘들게 달립니다. 달리기를 빨리 잘하고 싶은 마음에 여러 유튜브 동영상을 보면서 다른 러너들의 자세와 착지를 어색하게 따라합니다.

이렇게 A는 무리하며 아직 감당할 수 없는 양의 달리기를 억지로 이어나갑니다. 이때 피로해진 근육들은 제 할 일을 하지 못하고, 그 결과 무릎과 발목이 필요 이상으로 무게를 지지하고, 일하게 됩니다. A의 무릎과 발목 통증은 계속 더 심해져 갑니다. 하지만 A는 전문가의 도움을 찾거나, 인내심을 갖고 천천히 자신만의 달리기 움직임 패턴을 탐험하고 만들어 나갈 생각이 없습니다. 결국 A는 달리기를 몸에 위험한 운동이라고 판단하고 하지 않게 될 확률이 높습니다.

▶ 무릎과 발목이 무리하지 않게 달리기

첫 번째로 내가 무리하지 않고 할 수 있는 달리기의 시간과 주기를 아셔야 합니다. 나를 위한 달리기 습관을 만드는 데에 가장 중요한 건 무리하지 않는 것입니다.

제가 항상 '코로 호흡해도 편한 속도'로 달리라고 조언을 드리는 이유입니다.

   두 번째로 착지할 때 발목의 움직임을 의식적으로 만들 경우 위험할 수 있습니다. 착지는 리듬, 기울기 등을 통해 몸이 저절로 드러내는 것이지, 내가 의도적으로 생각하며 발목에서 만들어 내려고 하면 발목에 무리가 가고 더 나아가 무릎, 고관절도 무리하게 합니다.

   예시로 든 B처럼 자연스럽게 땅에 떨어지는 것을 익히세요. 이건 말처럼 쉽지 않습니다. 그렇기에 천천히 달리면서 연습합니다. 또한 보폭을 길게 하는 것을 반드시 피하고, 리듬을 가볍고 빠르게 합니다. 적절하게 가볍고, 조금 빠르게 느껴지는 리듬을 채택하여 그 리듬으로, 코로만 호흡하며 달려 봅니다.

   마지막으로, 몸의 각 부위들이 함께, 또 각자 잘 움직일 수 있도록 돕는 운동들을 일주일에 적어도 2, 3회 해 주면 좋습니다. (DAY 18을 참조해 주세요.)

영화나 다큐멘터리에서 아프리카 아이들이 달리는 영상을 보신 적이 있나요? 제가 케냐에서 달릴 때 길에서 만난 아이들은 낯선 이방인인 저를 신기해하면서 제 옆에 붙어서 같이 달리곤 했습니다. 그럴 때마다 이 아이들의 가벼우면서도 역동적이고 힘찬 달리기가 정말 최고의 달리기라고 느끼곤 했어요.

　마침 케냐 아이들이 달리는 모습을 볼 수 있는 영상이 유튜브에 있습니다. 이 아이들이 달릴 때의 마음가짐과, 관점, 느낌 등을 상상해 보세요. 이 아이들처럼 자유롭게, 즐겁게 달려 보세요.

케냐 아이들이 달리는 모습 ▶▶▶

> "내가 할 수 없는 것이 내가 할 수 있는 것을 방해하게 하지 마라."
>
> 존 우든, UCLA 농구팀 감독

Day 22

내가 할 수 있는 달리기에 집중하기

달리기를 처음 시작했을 때는 달리기가 주는 자유와 기쁨에 만족했습니다. 그런데 어느 순간부터 욕심이 나더군요. 내 나이 또래의 아마추어 러너들의 기록과 나의 기록을 비교하기 시작했습니다.

더 나아가 엘리트 선수들의 기록과 훈련방식을 찾아 보고, 그들의 훈련을 그대로 따라하기 시작했습니다. 일주일에 160km 이상을 달리는 스케줄로, 당시 제가 할 수 있는 훈련량이 아니었지만 하루라도 빨리 그들처럼 달리고 싶은 마음에 계속 버텨내려고만 했습니다.

결국 몸에는 몸살감기와 각종 부상이, 그리고 마음에는 번아웃이 왔어요. 달리기는 6개월 동안 쉬어야 했습니다. 이후 마인드풀 러닝으로 다시 달리기를 시작하고 이어나가면서 깨달은 것이 하나 있습니다. 내가 할 수 없는 달리기를 억지로 애를 쓰며 하려고 하는 것은 독이 되지만, ==내가 할 수 있는 달리기를 꾸준히 이어가다 보면 내가 할 수 없던 달리기가 저절로 된다는 것==을 말이죠.

지금 내가 할 수 있는 달리기가 우습게 보일 수 있습니다. 지금 나에게 편한 달리기 속도와 달릴 수 있는 거리를 보면, 너무도 초라하게 느껴질 수 있습니다. 동경

하는 러너들의 조깅 속도나 기록과 비교했을 때, 나는 정말 거북이같이 느껴질 수 있습니다. 하지만 나보다 잘 달리는 사람들도 한때는 지금의 달리기를 하지 못했습니다. 수년 동안 꾸준히 자신이 할 수 있는 달리기를 한 끝에야 지금의 달리기를 할 수 있게 된 것이죠.

   달리다 보면, 나 자신을 있는 그대로 경험할 수 있게 됩니다. 지금 이 순간 할 수 있는 달리기를 명확히 인지할 수 있죠. 그 달리기를, 그렇게 달리고 있는 나를 있는 그대로 존중하고 인정해 주면 어떨까요?

   내가 할 수 있는 달리기를 꾸준히 해 나가다 보면, 내가 할 수 없다고 생각했던 달리기를 하고 있는, 할 수 없다고 생각했던 것들을 이루고 있는 나를 곧 발견하실 겁니다.

오늘도 지금, 여기서부터 나를 위한 달리기를 시작해 보세요.

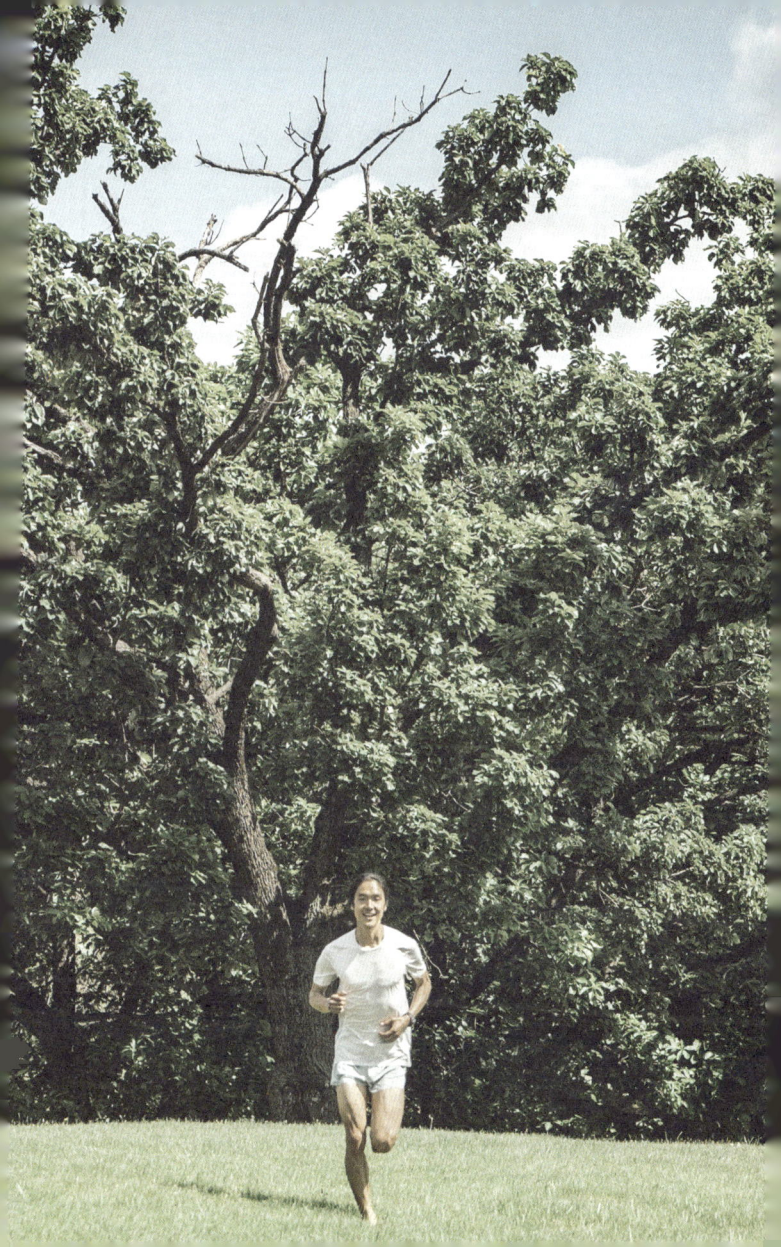

힌트 #9. 달리기 전 1분 명상

달리러 나가기 전에 명상하는 것은 나의 호흡을 가다듬고, 내 호흡과 리듬에 맞추어 안정적으로 달리는 것을 돕습니다.

① 편한 자세로 척추를 곧게 펴고 앉습니다.
② 핸드폰을 에어플레인 모드로 해 놓고, 타이머를 1분으로 맞추어 놓습니다.
③ 눈을 감고, 배꼽 안에 풍선이 있다고 상상합니다.
④ 풍선 안에 있는 숨을 입으로 모두 뱉어 냅니다.
⑤ 배꼽 안의 풍선이 커지는 것을 상상하며 코로 숨을 들이마십니다.
⑥ 배꼽 안의 풍선이 작아지는 것을 상상하며 코로 숨을 내쉽니다.
⑦ 핸드폰 타이머 알람이 울릴 때까지 천천히 반복합니다.

이렇게 1분 명상 후, 달려 나가 보세요. 호흡과 움직임이 조금 더 안정적인 달리기를 경험하실 수 있을 겁니다.

조금 더 긴 명상을 하고 싶은 분들은, DAY 18 비하 선생님의 명상을 참고하세요.

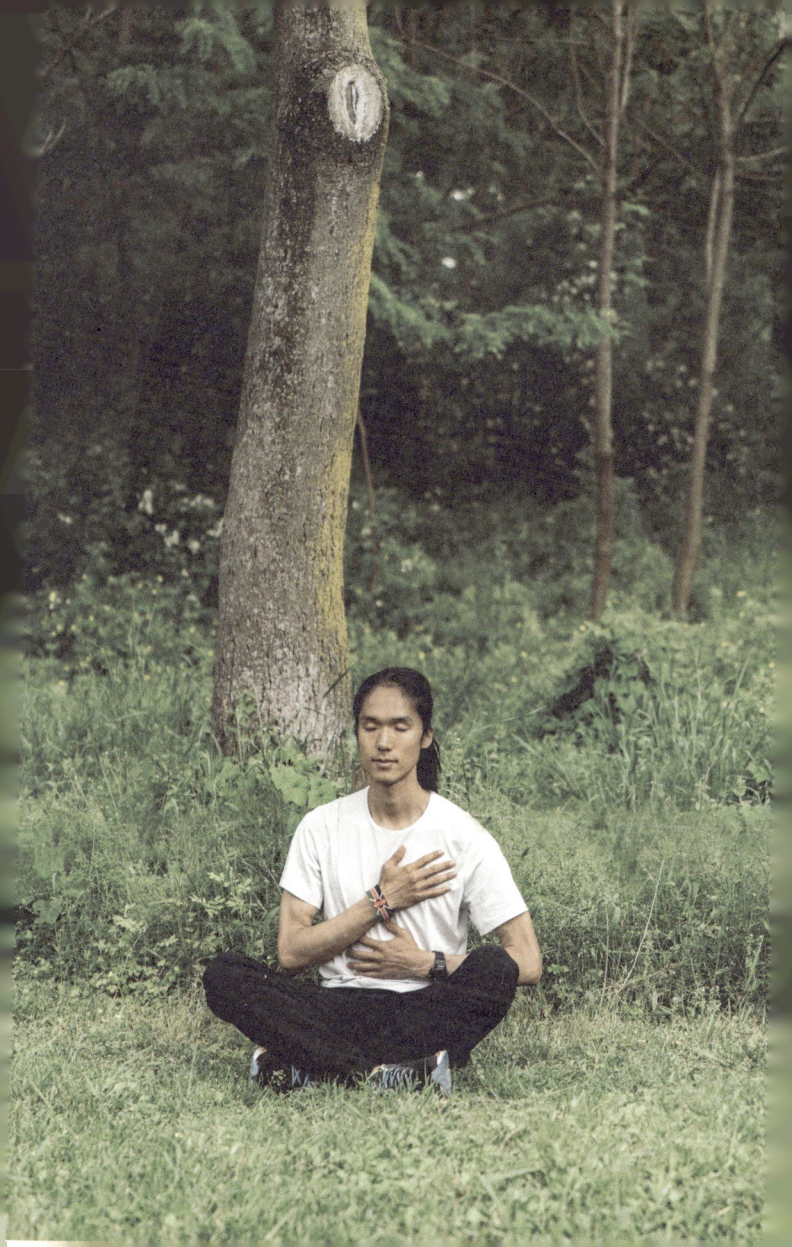

⁶⁶ 안녕하세요. 저는 1년 내내 집 앞 호수공원을 달리고 또 달리는데요. 그렇게 같은 코스를 반복해 달려도 지겹지가 않네요. 뺑뺑이 달리기가 참 즐거운 집돌이 러너입니다.⁹⁹

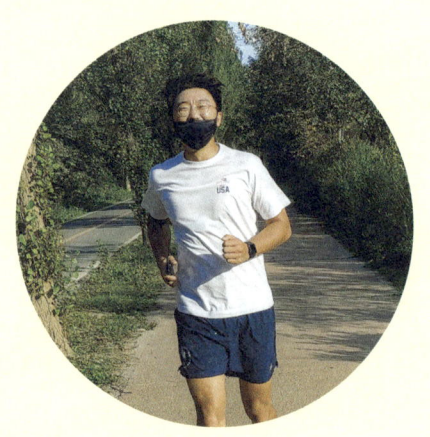

함께 달리는 한만일 님 이야기

마인드풀 러닝 스쿨의 〈30일 5분 달리기〉 프로그램에 처음 참가할 때를 되돌아본다면?

대학생 때 10km 마라톤 대회에 참여한 후, 직장 생활하며 풀 코스 마라톤에 4~5회 나가 완주했어요. 그땐 풀 코스 마라톤을 완주하면 몸이 아픈 것이 당연하다고 생각했어요. 그게 완주의 훈장이라고 알았나 봐요. 그렇게 달리고 무릎이 아픈 적이 많았는데요. 그렇게 지내다 보니 달리기가 즐겁게 느껴지지 않았어요. 그래서 5~6년간 달리기를 전혀 하지 않았죠. 그리고 다시 달리기를 시작할 즈음 마인드풀 러닝 프로그램에 참가하게 되었어요. 달릴 준비가 충분히 되지 않은 상태라 혹여나 또 다치게 되는 건 아닐까 걱정이 되었답니다.

프로그램에 참가하며 경험한 변화가 있었다면?

달리기를 시작하면 적어도 10km 정도는 달려야 한다는 고정관념이 있었어요. 그러다 보니 그렇게 뛸 만한 넉넉한 시간과 복장을 준비해야 했죠. 그런데 5분 달리기를 통해 어떤 거리와 시간을 달려야 한다는 부담에서 벗어나게 되었어요. 그렇게 쉽고 편하게 달리기를 대할 수 있게 된 점이 가장 큰 변화였죠.

기억에 남는 경험이 있다면?

달리는 중에는 자세와 호흡에 집중하는 것 외에는 다른 잡생각을 잘 하지 않아요. 그리고 그 시간만큼은 스마트폰과 멀어져 오로지 나와 이야기를 나눌 수 있게 되는데요. 그런 시간을 매일 가질 수 있어서 참 좋았어요. 적어도 하루에 5분 동안은 나와 대화할 수 있다는 게 가장 좋은 경험으로 느껴졌어요.

〈30일 5분 달리기〉 프로그램의 장점을 하나 들자면?

마인드풀 러닝 프로그램을 통해서 코로 숨을 쉬는 달리기를 알게 되었어요. 코로 숨쉬기를 통해 제가 욕심부리는 달리기를 하고 있다는 걸 느낄 수 있었어요. 이전엔 제가 놀부처럼 욕심 많은 달리기를 하고 있는지 알아챌 방법이 없었죠! 코로만 숨 쉬며 달리기를 하면서 정말 즐거운 달리기를 하게 되었답니다.

〈30일 5분 달리기〉 프로그램을 추천한다면, 이유는?

5분 매일 달리기를 통해 제 달리기에 빼야 할 것들이 참 많다는 걸 알았어요. 앞으로 나아가려면 땅을 뒤로 밀어야 한다는 단순한 교훈을 얻게 되었죠. 욕심을 내려놓는 빼기의 달리기를 배울 수 있습니다.

이제 막 〈30일 5분 달리기〉를 시작하는 독자들께.

꼭 러닝복을 입지 않아도 가벼운 마음으로 매일 5분만 천천히 달리세요. 퇴근하고 나서 쓰레기를 버리러 나갈 때도 좋고요. 점심시간에 차를 마시고 산책하는 시간도 좋아요. 그저 5분만 편한 마음으로 달리세요. 속도도 거리도 중요하지 않아요. 달리는 마음이면 충분합니다.

김영하 작가님이 "사람은 최선을 다하면 안 된다고 생각한다. 그래서 항상 능력의 70~80%만 사용하려고, 집에서는 주로 누워 있는다."고 말씀하신 적이 있는데요. 어쩌면 달리기도 비슷하지 않을까요?

장거리를 달릴 때 내 능력의 100%를 사용해 계속 뛰는 게 가능할까요? 누구나 자신이 가진 능력의 100%를 사용하길 원하잖아요. 어떤 경우엔 그 이상을 쓰고 싶어하기도 하죠. 그런데 그 상황에서 예상치 못한 변수가 발생하면 어떻게 될까요? 여유가 없는 상태라 쉽게 대응하기 어렵지 않을까요? 그래서 저는 제 능력의 70~80%를 사용하는 달리기를 하고 싶어요. 매일 5분 달리기는 그렇게 지치지 않고 스스로를 오래 응원하는 좋은 프로그램이라고 생각해요.

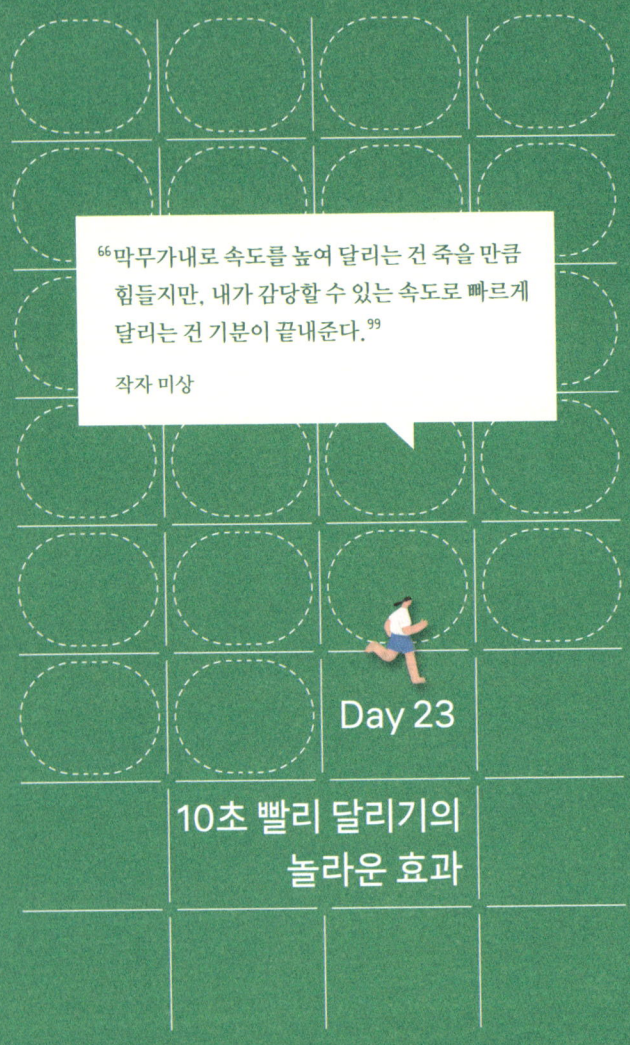

"막무가내로 속도를 높여 달리는 건 죽을 만큼 힘들지만, 내가 감당할 수 있는 속도로 **빠르게** 달리는 건 기분이 끝내준다."

작자 미상

Day 23

10초 빨리 달리기의 놀라운 효과

오늘은 속도에 대해 이야기하려고 합니다. 그동안 속도와 거리는 신경쓰지 말고 시간을 기준으로 "호흡이 편한 나만의 속도"로 달리는 것이 중요하다고 거듭 강조했다면, 오늘은 무리하지 않고 '속도'를 즐길 수 있는 방법을 알려 드릴게요.

먼저 속도를 신경쓰지 말자고 하는 이유는 속도가 중요하지 않아서가 아닙니다. 빨리 달리는 것을 연습하며 무산소 시스템을 향상시키고, 더 높은 출력을 내는 연습을 하는 것은 천천히 달리는 것보다 재미가 있고, 효율적인 달리기 움직임을 익히는 데에도 큰 도움이 됩니다.

하지만 많은 러너들, 특히 초보자들은 아직 속도를 위한 훈련을 무리 없이 소화할 수 없는 상태에서 인터벌 등의 스피드 훈련을 하다가 많은 부작용을 경험합니다. 기록에 대한 심리적 압박, 남들과의 비교에서 오는 욕심으로 더 빨리 달리는 것에만 집중하다가 발생하는 일이지요.

몸이 소화해낼 수 없는 상태로 필요 이상의 스피드 훈련을 하면 다양한 부위의 부상, 피로, 무기력, 번아웃, 체내 호르몬 불균형 등 다양한 대가를 치르게 됩니다.

DAY 4에서 자세히 말씀드린 것처럼, 유산소 기반

은 호흡이 편한 속도로 달리는 시간을 통해 쌓입니다. 유산소 기반이 튼튼해야, 비로소 그 위에 '속도'라는 건물을 높게 지을 수 있습니다. 기반의 크기에 따라, 그 위에 안정적으로 지을 수 있는 건물 높이의 범위가 정해집니다. 튼튼한 기반 없이 높은 건물을 지으려 하면 위험하겠죠? '속도'보다 '시간'이 먼저인 이유입니다. 제가 지금까지 누차 속도는 신경쓰지 말고 시간에 집중하시라고 말씀 드린 이유예요.

 하지만 항상 기반만 쌓는 것은 지루하겠죠? 빠르게 달리는 것은 그것만의 쾌감과 즐거움을 줍니다. 무리하지 않게 빨리 달리고 나면 느껴지는 상쾌함이 있죠.

 빠른 속도를 내 보면서 내가 지금 쌓고 있는 기반 위에 지을 수 있는 건물의 크기를 어림잡아 보세요. 자칫 지루하게 느껴지는 호흡이 편안하고 여유있게 달리는 시간의 가치를 느끼게 합니다. 내가 할 수 있는 달리기를 통해 향상된 체력과 강해진 심장, 폐, 다리 근육의 힘을 빨리 달리면서 온전히 느낄 수도 있지요.

 코호흡을 유지하면서 할 수 있는 최고의 속도로 달려 보는 '절제된 질주'는 달리는 일상에 새로운 활력을 더해 줄 겁니다. 하지만 빠른 달리기는 음식에 더하는 소금처럼, 아주 적당한 양만 필요하단 걸 기억해 주세요. 적당한 양의 소금은 음식의 맛을 살리지만, 과한 소금은 음식을 먹을 수도 없게 만들어 버리는 것처럼, 과도하게 빠른 달리기는 부상 및 번아웃을 경험하게 할지도 몰라요.

오늘 5분 달린 후 다음과 같이 빨리 달리기를 연습해 보세요.

1. 빨리 달려도 안전한 공터를 찾으세요.
   살짝 오르막인 곳에서라면 더욱 효과적인 빠른 달리기 훈련을 할 수 있을 겁니다.
2. 안전한 공간을 찾으셨다면 평소보다는 빠르지만 코로만 호흡해도 유지할 수 있는 속도로 10~20초 달립니다.
3. 30초 동안 호흡을 고르며, 출발했던 곳으로 걸어서 혹은 천천히 달리는 움직임을 만들며 돌아갑니다.
4. 위와 같이 10초 빠르게 달리고, 30초 걸으며 호흡을 고르기를 총 3회에서 5회 반복해 줍니다.
5. 일주일에 2~3회 정도 그날의 달리기 후 실행해 주세요.

*주의! 코로만 호흡해도 무리가 되지 않게 해 주세요.

정말 어쩔 수 없이 입으로 호흡하고 싶어진다면, 내쉬는 숨은 입으로 하시되 마시는 호흡은 코로 해 주세요.

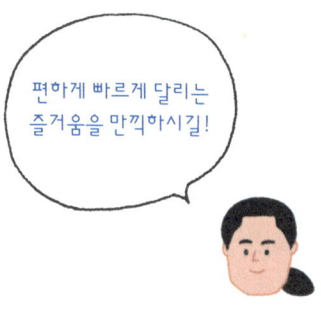

독자 여러분들을 위해 만든 〈절제된 질주 영상〉을 참고해 보세요. ▶▶▶

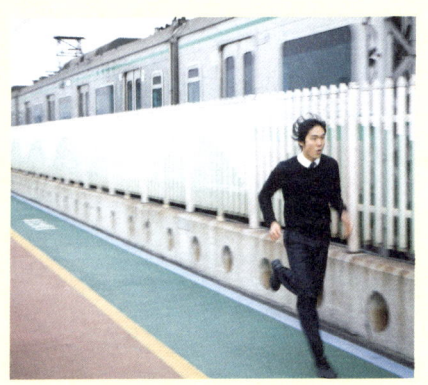

지하철을 이겨 보려고 빨리 달리고 있는 나.

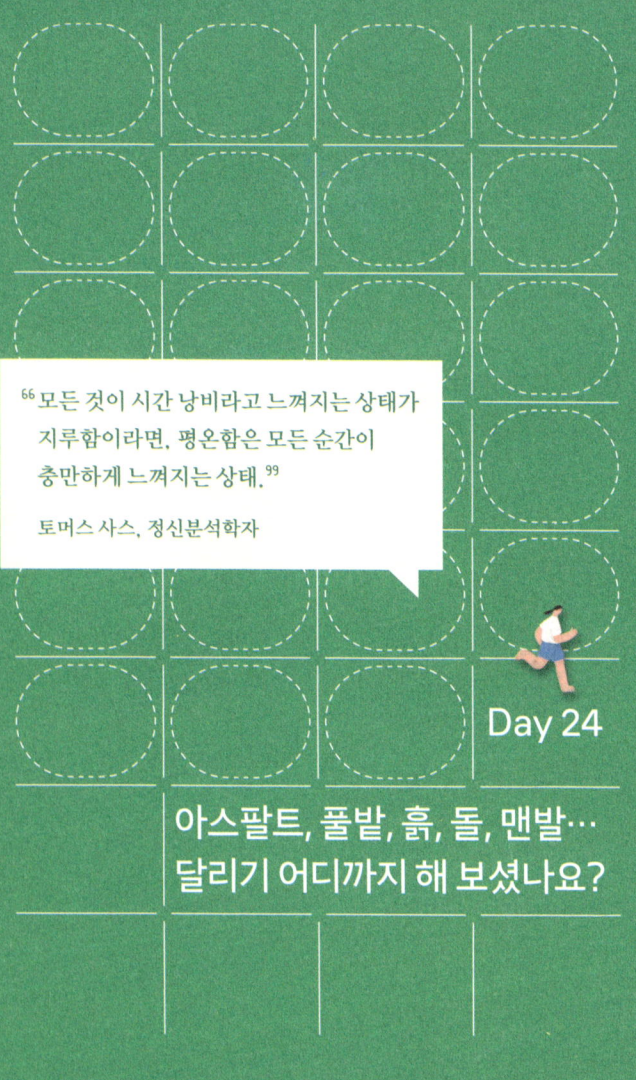

> "모든 것이 시간 낭비라고 느껴지는 상태가 지루함이라면, 평온함은 모든 순간이 충만하게 느껴지는 상태."
>
> 토머스 사스, 정신분석학자

Day 24

아스팔트, 풀밭, 흙, 돌, 맨발…
달리기 어디까지 해 보셨나요?

==코로만 호흡해도 편한 속도로 달리기==
==거리, 속도가 아닌 시간을 기준으로 달리기==
나만의 리듬을 찾으며 달리기
==자주, 오르막 언덕에서 마인드풀 러닝 하기==

이처럼 달리는 데에 도움을 주는 여러 방법을 앞서 말씀드렸는데요. 또 한 가지 정말 중요한 힌트를 드릴게요. 바로 ==다양한 지면을 달리는 것==입니다.

달리는 지면의 특성은 크게 두 가지로 결정됩니다. 첫 번째는 그 지면을 이루고 있는 물질의 성질(아스팔트/풀밭/흙/돌)이며, 두 번째는 그 지면의 표면과 중력 방향과의 각도(평지/언덕)입니다.

항상 달리던 지면과 경사에서만 달리면, 몸은 그 지면과 경사에서 달리는 움직임을 만드는 것에만 익숙해지게 됩니다. 그 움직임에 최적화된 방식으로만 근육들과 관절들을 사용하게 되어, 갑자기 다른 지면 혹은 경사에서 달리기 움직임을 만들어야 하는 경우 상대적으로 비효율적으로 움직이게 되고 부상 확률이 높아질 수 있습니다.

따라서 익숙한 지면에서만 계속 달리는 것보다는, 익숙하지 않은 곳에서도 천천히 몸을 적응시켜 주면 큰 도움이 됩니다. 새로운 지면에서 달릴 때 몸은 익숙하지 않은 움직임을 만들어 내고 학습하기 때문이죠. 물론 기존에 익숙한 지면/경사에서 달릴 때보다 처음에는 더 많은 에너지를 소비하고 어렵게 느껴질 겁니다. 평평한 아스팔트만 달리다가, 울퉁불퉁한 풀밭이나 돌, 바위가 많은 산길을 달리는 건 아주 위험하게 느껴질 수도 있지요.

하지만 이렇게 익숙하지 않은 지면을 호흡이 편한 속도로, 새로운 움직임을 익힌다는 마음가짐으로 천천히 달려 보면 사용하지 않던 방식으로 근육들과 관절들이 사용되면서 몸은 무리 없이 더욱 다양한 움직임을 만들어 낼 수 있게 될 겁니다. 더욱 견고해지고, 또 유연해질 겁니다. 기본적인 몸의 출력, 탄성, 회복능력 등의 기능성이 향상되고, 어떠한 지면/경사에서도 건강하게 잘 달릴 수 있게 될 것입니다.

다음 여덟 번째 미션을 참고해 다양한 지면에서 달려 보세요. 어디서든 안전하고 즐겁게 달릴 수 있게 되실 겁니다.

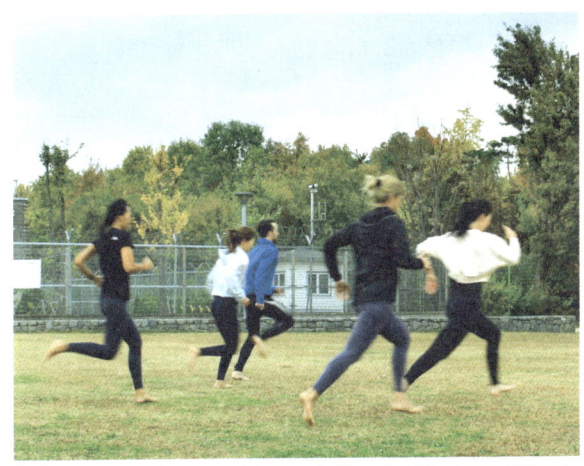

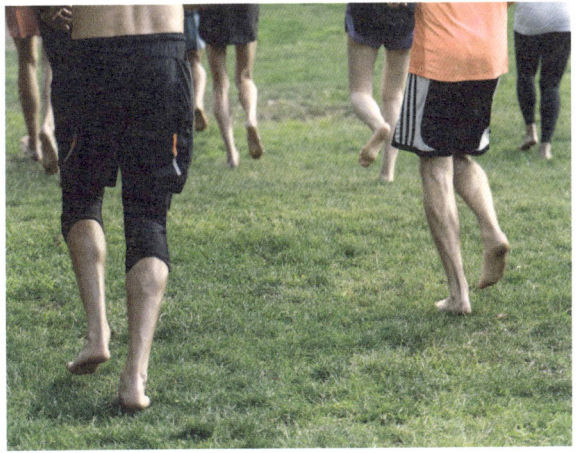

〈서울숲 맨발 달리기〉 수업에서 맨발로 '절제된 질주'를 체험하는 참가자들(위)과 캘리포니아주 팔로 알토의 한 공원에서 맨발 달리기를 경험하고 있는 참가자들(아래).

미션 #8. 다양한 지면에서 달리기

항상 달리던 지면의 특성을 벗어나, 그와는 정반대의 지면에서 달려 보세요. 항상 아스팔트로 이루어진 평지에서 달렸다면, 산을 달려 보세요. 항상 단단한 지면만을 달린다면, 푹신한 풀밭이나 흙에서 달려 보세요. 항상 달리던 방향 말고, 거꾸로 달려 보세요.

내리막길을 몸에 무리 없이 달려 내려가는 것은 꽤나 긴 시간의 훈련이 필요하니, 각별히 주의하시는 게 좋습니다. 내리막길을 달린 경험이 별로 없다면 오르막 언덕을 달린 후, 내리막길은 걸어 내려가거나 정말 작은 보폭으로 천천히 '총총' 내려가면서 천천히 내리막길 달리기를 익혀 보세요.

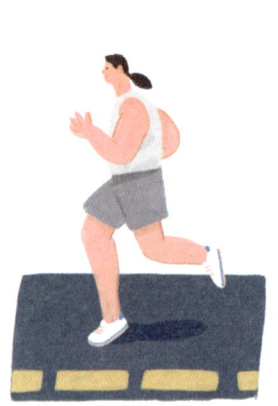
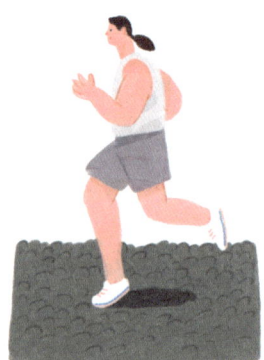

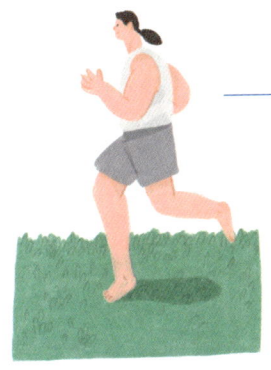
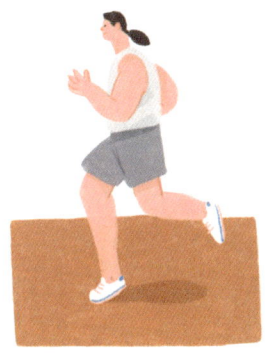

달려 보지 않았던 경사와 지면에서 달려 본 느낌을 〈30일 5분 달리기〉 독자 커뮤니티에 공유해 주세요. 새로운 지면/경사에서의 달리기가 어땠는지 궁금합니다.

저는 맨발 달리기를 참 좋아합니다. 서울숲에서 맨발 달리기 수업을 하고 석촌호수에서도 맨발로 달리곤 하는데요. 주변에 맨발로 걷고 달려도 다치지 않을 풀밭이 있다면 날씨가 따뜻한 날에 맨발로도 걷고 달려 보세요. 이전과는 정말 다른 달리기를 경험하실 겁니다.

마인드풀 러닝 스쿨의 영상 프로그램에 다양한 지면에서 달리는 방법을 안내하는 영상이 있습니다. 이 영상을 독자 여러분께도 공유하니, 꼭 보시고 다양한 지면을 달려 보시기 바랍니다. ▶▶▶

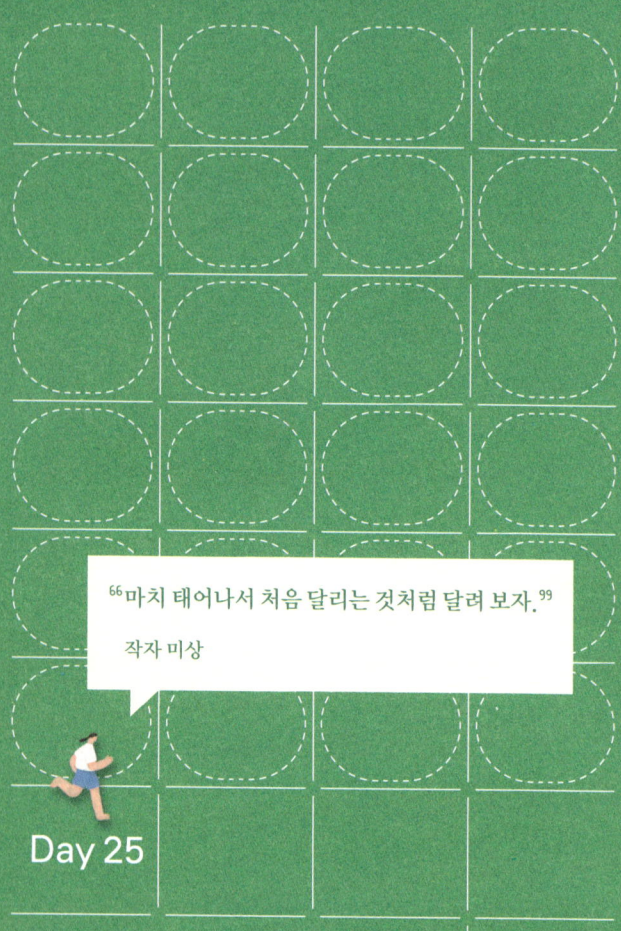

"마치 태어나서 처음 달리는 것처럼 달려 보자."

작자 미상

Day 25

놀 듯이 빠르게, 파틀렉

어렸을 때 친구들과 장난으로 서로를 잡으며 뛰놀던 기억이 있으신가요? 놀이터에서 서로 장난치며 뛰노는 어린 아이들을 본 적이 있으시죠? 어린 아이들의 대부분은 부모님이 '가만히 있어라', '앉아 있어라', '또 어딜 뛰어가니' 해도 가만히 있지를 않고 계속 여기저기 뛰고, 쉬기를 반복하면서 노는데요. 다음 레벨로 성장하는 데에 필요한 마지막 훈련법은, 이렇게 어린아이처럼 빠르게 달리다가 천천히 달리는 것을 반복하는 파틀렉(fartlek) 훈련입니다.

속도와 지구력 두 마리 토끼를 모두 잡게 도와주는 파틀렉 훈련은 스웨덴 언어로 'speed play(빠르게 뛰는 놀이)'라는 뜻이에요. 케냐 선수들을 비롯 전 세계 중장거리 엘리트 선수들이 애용하는 훈련방식 중 하나로, 다양한 지면 위에서 '빠르게 달리는 것'을 몸에 적응시켜 줍니다.

물론 아마추어부터 많은 프로 러너들은 속도를 위한 훈련으로 보통 인터벌 훈련을 많이 하는데요. 이 책에서는 추천하지 않습니다.

인터벌 훈련은 정해진 시간 안에 정해진 거리를 달려야 한다는 압박감이 크고, 그 속도에 맞춰서 달리기 위해 무리하게 하는 환경을 만들기 때문입니다. 훈련을 통해 부상을 당하거나 번아웃을 경험하게 될 확률이 상당히 높습니다. 이제 막 달리기를 시작하는 분들께 인터벌 훈련을 추천하지 않는 이유입니다.

파틀렉 훈련은 '시간'을 기준으로, 그 시간 동안 '빠르게' 달리고, 또 '천천히' 달리는 것을 반복하는데요. 여기서 '빠르게'와 '천천히'의 속도를 그날 나의 컨디션에 맞춰 조정할 수 있습니다. 무리하지 않으면서 속도와 지구력을 늘릴 수 있는 환경을 만들어 줘요. 이렇게 파틀렉 훈련은 이제 막 달리기를 시작했지만 속도를 올리고 싶은 분들께 안정적이면서 효과적인 훈련법입니다.

다음과 같이 케냐 선수들의 파틀렉 훈련법과, 독자 여러분들이 직접 적용하실 수 있는 세 가지 파틀렉 훈련법들을 자세히 소개하였습니다. 참고하여 파틀렉을 해 보시되, 절대 무리하지 말고 자유롭고 즐겁게 속도와 지구력을 늘릴 수 있는 '놀이'로 접근해 주시기 바랍니다.

오늘도 자유롭고 기쁜 마음으로 달리시길 바랍니다.

힌트 #10. 파틀렉 훈련은 어떻게 할까요?

DAY 23에서 소개한 10초 빨리 달리기에서 가장 중요한 것이 무엇인지 기억하시나요? 코로만 호흡해도 유지할 수 있는 속도로 달리는 것이죠! 그래야 무리하지 않고, 부상 위험 없이 즐겁게 빨리 달리는 걸 몸에게 적응시킬 수 있기 때문인데요. 파틀렉을 할 때 평소보다 빠른 속도여도 코로만 호흡해도 유지할 수 있는 속도로 달리는 것, 꼭 기억하고 진행해 주세요.

파틀렉 훈련할 때 생각할 것들

코로만 호흡해도 편한 속도와 케이던스/리듬	☞	DAY 4 & 6
앞으로 살짝 떨어지듯 기울이기	☞	DAY 8
척추가 앞으로/뒤로 처지거나 젖혀진 상태가 아니라, 가장 길어진 상태 유지	☞	DAY 8
무리하지 않는 '편안한 빠름' 연습하기	☞	DAY 23

어디서 하면 좋을까요?

공원, 하천 둘레길과 같이 신호등이 없고 오가는 사람이 드물고 차량이 지나다니지 않아서 멈추지 않고 계속 달릴 수 있는 코스가 좋습니다. 육상 트랙도 나쁘지 않으나, 지루해지기 쉬우므로 추천하지는 않아요.

파틀렉 훈련 진행의 예

① 명상 1분으로 숨에 집중하는 연습을 합니다.
   (DAY 22 1분 명상 참조)
② 마인드풀 러닝 웜업으로 어깨, 목, 골반, 다리 등을 동적으로 풀어 줍니다. (DAY 6 웜업과 쿨다운 참조)
③ 5분 이상 천천히, 충분한 조깅으로 추가 웜업합니다.
④ 1분 빠르게 + 1분 천천히 달리기를 총 3~5회 반복합니다.
⑤ 5분 이상 천천히 달리고, 쿨다운으로 긴장을 풀어 주고 마무리합니다.

파틀렉은 얼마나 자주 하면 좋을까요?

많게는 매주 1회, 혹은 격주에 1회 진행하는 것을 추천합니다. 파틀렉 훈련을 통해 빨리 달리는 재미를 느끼고 나면, 더 자주 하고 싶기도 한데요. 무리하기 쉬운 훈련이어서, 일주일에 최대 1회 하시는 걸 추천합니다. 케냐 선수들도 일주일에 (특별한 경우가 아니면) 파틀렉과 인터벌을 각각 최대 1회씩만 진행합니다.

반복 횟수와 달리는 시간은 어떻게 조정하면 좋을까요?

처음에는 3회 정도까지만 해 보시고, 매주/격주마다 반복 횟수를 1~2회씩 늘려 보시는 걸 추천합니다. 빠르게 달리는 시간은 2분, 3분, 4분, 5분까지 늘리셔도 좋습니다만, 천천히 달리며 회복하는 시간은 1분으로 고정하는 걸 추천합니다. 파틀렉 훈련은 빠르게 달리는 시간과 총 반복 횟수를 바꿈으로써, 무한한 방법으로 훈련을 진행할 수 있습니다. 아래 케냐 선수들의 파틀렉 훈련 예시와, 독자 여러분들을 위해 만든 훈련 예들을 실행해 보시고, 나만의 파틀렉 훈련을 만들어서 달려 보셔도 좋을 것 같습니다.

파틀렉 훈련 기본 골격

> [빨리 달리기 x분 + 천천히 달리기 1분] × 반복 횟수 y

케냐 선수들의 파틀렉 훈련

A. 1분 + 1분 형태

- 웜업 20~30분
- [빨리 달리기 1분 + 천천히 달리기 1분] × 20~30회
- 쿨다운 20~30분

풀 마라톤 선수들이 최대 30회 진행하며, 그 이외 종목 선수들은 보통 20~25회 진행합니다.

B. 2분 + 1분 형태

> - 웜업 조깅 20~30분
> - [빨리 달리기 2분 + 천천히 달리기 1분] × 12~16회
> - 쿨다운 조깅 20~30분

1분 빨리 달리기할 때보다 조금 천천히 달리지만, 달리는 시간의 양을 늘립니다. 속도보다는 스피드 지구력을 키우는 것에 집중한다고 볼 수 있습니다.

C. 피라미드 형태

> - 웜업 조깅 20~30분
> - [빨리 달리기 1분 + 천천히 달리기 1분]
>   [빨리 달리기 2분 + 천천히 달리기 1분]
>   [빨리 달리기 3분 + 천천히 달리기 1분]
>   [빨리 달리기 4분 + 천천히 달리기 1분]
>   [빨리 달리기 5분 + 천천히 달리기 1분]
>   [빨리 달리기 4분 + 천천히 달리기 1분]
>   [빨리 달리기 3분 + 천천히 달리기 1분]
>   [빨리 달리기 2분 + 천천히 달리기 1분]
>   [빨리 달리기 1분 + 천천히 달리기 1분]
> - 쿨다운 조깅 20~30분

다양한 속도 지구력을 훈련시키는 데에 탁월합니다. 1분 빨리 달릴 때와, 5분 빨리 달릴 때의 속도를 잘 조절해야 합니다. 마지막 1분 빨리 달리기할 때는 정말 힘듭니다.

독자 여러분께 추천하는 3가지 방법

A. 호흡이 편한 속도로 무리하지 않고 달릴 수 있는 시간이 최대 15분인 경우

a. 1분 + 1분 형태
- 웜업 조깅 5분
- [빨리 달리기 1분 + 천천히 달리기 1분] × 3~5회 반복
- 쿨다운 조깅 7분

b. 피라미드
- 웜업 조깅 5분
- [빨리 달리기 1분 + 천천히 달리기 1분]
  [빨리 달리기 2분 + 천천히 달리기 1분]
  [빨리 달리기 1분 + 천천히 달리기 1분]
- 쿨다운 조깅 7분

B. 호흡이 편한 속도로 무리하지 않고 달릴 수 있는 시간이 최대 30분인 경우

a. 1분 + 1분 형태
- 웜업 조깅 7분
- [빨리 달리기 1분 + 천천히 달리기 1분] × 5~8회 반복
- 쿨다운 조깅 9분

b. 피라미드
- 웜업 조깅 7분
- [빨리 달리기 1분 + 천천히 달리기 1분]
  [빨리 달리기 2분 + 천천히 달리기 1분]
  [빨리 달리기 3분 + 천천히 달리기 1분]
  [빨리 달리기 2분 + 천천히 달리기 1분]
  [빨리 달리기 1분 + 천천히 달리기 1분]
- 쿨다운 조깅 9분

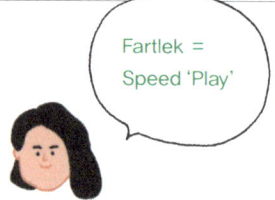

Fartlek = Speed 'Play'

C. 호흡이 편한 속도로 무리하지 않고 달릴 수 있는 시간이 최대 60분인 경우

a. 1분 + 1분 형태
- 웜업 조깅 10분
- [빨리 달리기 1분 + 천천히 달리기 1분] × 10~15회 반복
- 쿨다운 조깅 15분

b. 피라미드
- 웜업 조깅 10분
- [빨리 달리기 1분 + 천천히 달리기 1분]
  [빨리 달리기 2분 + 천천히 달리기 1분]
  [빨리 달리기 3분 + 천천히 달리기 1분]
  [빨리 달리기 4분 + 천천히 달리기 1분]
  [빨리 달리기 3분 + 천천히 달리기 1분]
  [빨리 달리기 2분 + 천천히 달리기 1분]
  빨리 달리기 1분 + 천천히 달리기 1분]
- 쿨다운 조깅 15분

다시 강조하지만 호흡과 자세가 무너지지 않는 '편안한 빠름'을 연습하는 것 잊지 마세요! 호흡과 자세가 무너지면 속도를 낮춰서 훈련을 완료하시거나, 파틀렉 훈련을 멈추고 목표로 했던 훈련 시간을 호흡이 편한 속도로 달리고 마무리하세요. (이렇게 달려서 마무리하는 것도 힘들다면 그날의 달리기는 거기까지 하시고, 쉬는 것을 추천합니다.) 무리하여 부상이 오는 것보다, 컨디션 관리를 통해 더 오래, 지속적으로 건강히 즐겁게 달리는 것이 좋습니다.

제가 제안한 훈련법들은 가능한 수많은 파틀렉 훈련법들 중 몇 가지 예시일 뿐이니, 마음껏 나만의 파틀렉 훈련을 만들어서 진행해 보시길 바랍니다.

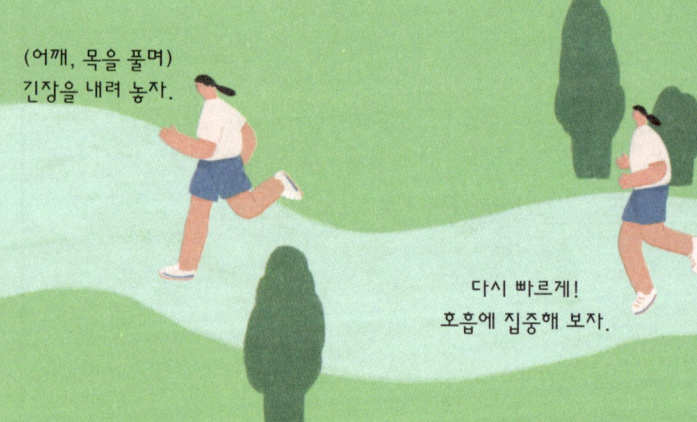

(어깨, 목을 풀며)
긴장을 내려 놓자.

다시 빠르게!
호흡에 집중해 보자.

무리하지 않고,
편안하고 빠르게!

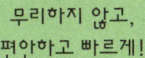

호흡이 편한 속도로
천천히 가자.

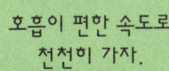

이번엔 리듬을
빠르게 해 보자!

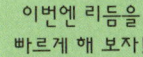

오디오 가이드와 함께해 보세요.

독자 여러분이 손쉽게 파틀렉 훈련을 해 볼 수 있도록, 오디오 가이드를 준비했습니다. 〈30일 5분 달리기〉 독자 커뮤니티로 오셔서, 파틀렉 오디오 가이드를 들으면서 함께 달려 보시기 바랍니다. 파틀렉 훈련뿐만 아니라 호흡, 자세, 리듬에 대한 팁도 제공합니다. ▶▶▶

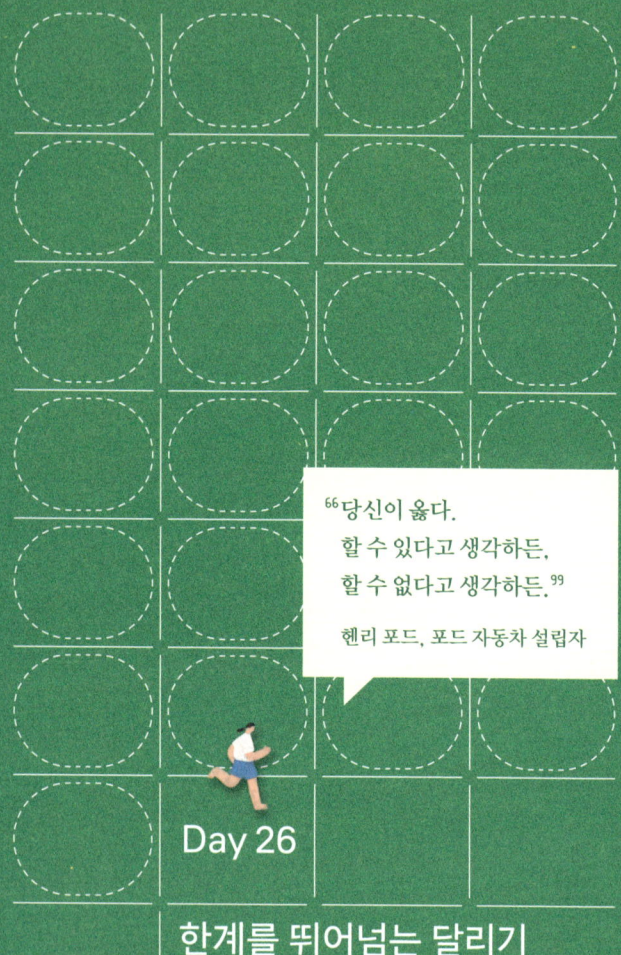

우리 주변에는 항상 나를 걱정해 주는 사람들이 있습니다.

"퇴사할 거라고? 안정적인 월급 없이 어떻게 살려고?"
"마라톤을? 정말? 네가?"
"너를 생각해서 하는 말이야. 다시 잘 생각해 봐."

생각해서 하는 고마운 조언인 경우도 있겠지요. 그런데 자신이 정해 놓은 한계가 다른 사람에 의해 부서지는 걸 보고 싶지 않은 경우도 적지 않은 것 같습니다. 이런 말들은 내가 놓친 부분을 볼 수 있게 도움을 줄 수도 있지만, 힘을 빠지게 하고 시작도 못하게 하기도 합니다.

그런데 다른 사람들이 나에게 하는 이야기보다 더욱 중요한 이야기가 있습니다. 내가 나 자신에게 하는 이야기죠. 다른 사람이 나에게 강요하는 한계보다, 내가 나에게 정한 한계들이 훨씬 강력하고 무섭습니다.

내가 나 자신에게 정해 놓은 한계들은 조용히, 우리 무의식 어딘가에 아주 편하게 자리잡고 있습니다. 평소에는 조용히 있지만, 내가 한계를 넘어서려고 하면 갑자기 영리하고 합리적인 다양한 의견을 제시하며 시도하려는 것을 멈추게 하죠. 그러고는 결국 이 한계를 인정하게 만듭니다. '그러게, 내가 무슨…' 하면서, 시도조차 안 하게 하는 거죠.

내가 나에게 정해 놓은 한계는 삶의 다양한 면면에 존재하는데요. 오늘 우리는 달리기에 대한 나의 한계를 뛰어넘기를 시도해 볼 겁니다.

지금 이 순간, 내가 달려 보고 싶지만 달릴 수 없다고 생각하는 지속 시간. 내가 생각하는 지금 나의 달리기 한계점을 생각하세요. '30분 달리기… 해 보고 싶은데 너무 어려울 것 같아… 내가 할 수 있을까?'와 같은 생각이 드는 달리기 지속 시간의 지점을 찾아봅니다.

그 한계 시간을 찾으셨다면, 앞으로 5일 이내에 그 시간을 꼭 달려보겠다는 마음을 먹어 보세요.

그리고 다음 페이지에 '5일 이내에, 나는 호흡이 편한 나만의 페이스로 ___분을 달릴 거야.'라고 열 번 적어 주세요. 종이에 펜으로 직접 쓰는 행동에서 나오는 힘은 생각만 하는 것보다 강력합니다.

내 달리기 한계를 뛰어넘는 시간
(예: '5일 이내에, 나는 호흡이 편한 나만의 페이스로 30분을 달릴 거야.')

그리고 정말로 5일 이내에, 이 한계를 뛰어넘는 시도를 꼭 해 보시기 바랍니다. 달리는 속도는 정말 중요하지 않아요. 내가 한계라고 생각한 시간 동안 코로만 호흡해도 편한 속도로 나만의 달리기 움직임을 만들면서 달리면 됩니다.

너무 복잡하게 여러 생각하지 말고, 일단 한번 해 보시기 바랍니다. 목표한 시간을 다 달리지 못할 수도 있습니다. 괜찮아요. 일주일 후에 다시 시도해 보세요. 그때도 하지 못했다면, 일주일 후에 다시 시도해 보세요. 결국 성공하는 날이 올 겁니다. 한계를 마주하고, 도전하지 않았다면 경험하지 못할 성과죠.

내가 정한 한계를 뛰어넘는 달리기를 꼭 경험해 보시기 바랍니다.

5일 이내에, 나는 호흡이 편한 나만의 페이스로
_____ 분을 달릴 거야.

"오늘 처음으로 남산 북측순환로를 3회전 달렸습니다.
기존 최고 기록은 2회전이었습니다.
세 번째 돌아오는 길에 무척 힘들었는데
때마침 내리는 비를 맞으며 겨우 완주했습니다.
이번 미션이 아니었다면 오늘 도전하지 않았을 겁니다.
30일간 함께 달릴 수 있어 영광이었습니다."

김천호 님, 1기

"지금까지 가장 오래 뛴 개인 기록이 40분이었는데
오늘은 무릎이 안 아프고 컨디션이 좋아서 계속 쭉 뛰었더니
내 달리기 꿈의 기록(!)이던 한 시간을 부상 없이 뛰었다!
더욱 놀라운 건 한 시간을 뛴 후에도 힘이 남아 있고
숨이 많이 차지 않았다는 것. 그동안 무릎 때문에
달리기를 중단한 적이 많았는데 꾸준히 달리면서 나도
모르는 사이에 역량이 늘었나 보다. 뿌듯하고 신기하다."

어나 님, 2회 참가

미션 #9. 5일 이내에, [_____]분을 달릴 거야!

나의 달리기 지속 시간의 한계를 생각해 보고, 그 한계를 뛰어넘는 달리기를 해 봅니다. [내 달리기 한계를 뛰어넘는 시간] 박스에 '5일 이내에, 나는 호흡이 편한 나만의 페이스로 30분을 달릴 거야.'와 같이 열 번 적고, 성공할 때까지 시도해 보시기 바랍니다. 성공한 날 〈30일 5분 달리기〉 독자 커뮤니티에, 그리고 SNS에 자랑해 주세요. 기다리고 있겠습니다!

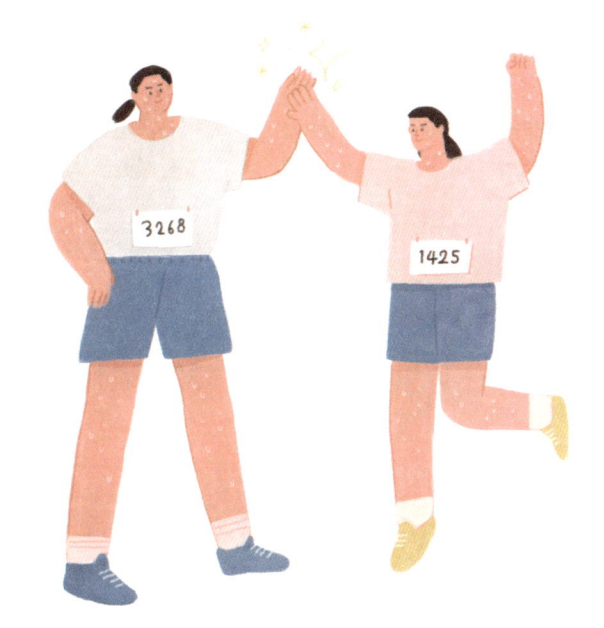

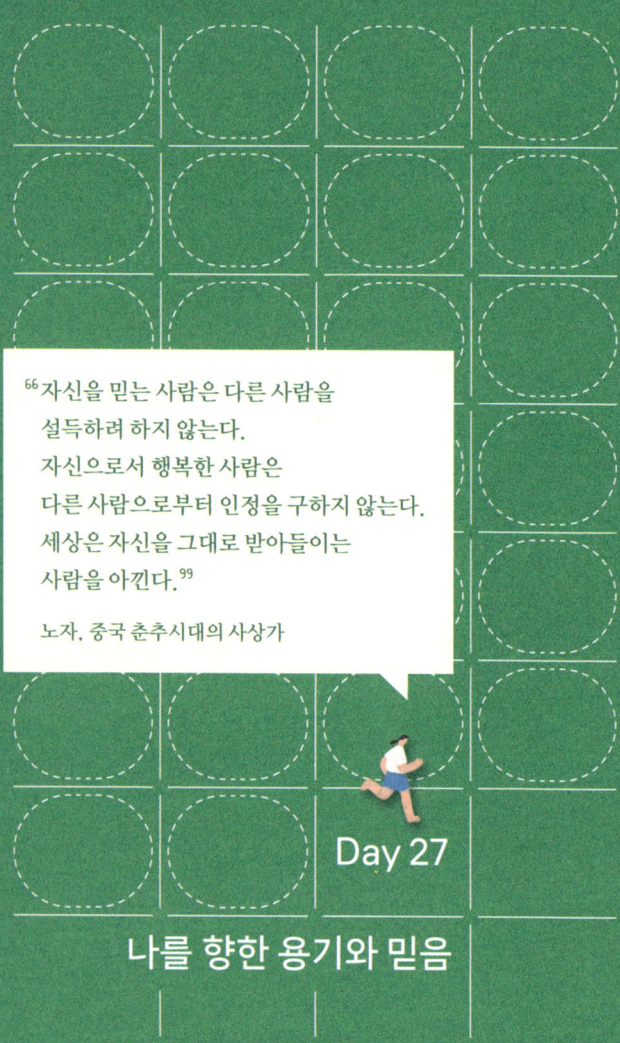

> "자신을 믿는 사람은 다른 사람을
> 설득하려 하지 않는다.
> 자신으로서 행복한 사람은
> 다른 사람으로부터 인정을 구하지 않는다.
> 세상은 자신을 그대로 받아들이는
> 사람을 아낀다."
>
> 노자, 중국 춘추시대의 사상가

Day 27

나를 향한 용기와 믿음

사실 저는 우울해서 달리기를 시작했습니다. 대학교 4학년 때, 지금까지 살아온 삶의 방식이 내가 생각한 결과물이 아니라는 걸 깨달았습니다. 그저 주변 친구들, 선생님들, 부모님, 세상이 원하는 '김성우'로 살아왔다는 것을 깨달은 거죠.

그리고 끝이 없는 어둠으로 가라앉았습니다.

하지만 다행히 달리기가 그 어둠 속에서 빛을 볼 수 있게 해 주었습니다. 달리기를 할 때만큼은 어둠의 끝에 빛이 있다는 것을 인지할 수 있었어요. 달리는 순간들만큼은 부정적인 생각들이 멈추고, 살아 있는 그 순간에 온전히 존재하는, 여러 종교에서 말하는 '진정한 나'를 있는 그대로 느낄 수 있었어요.

물론 지금도 가끔 무기력함이나 슬픈 감정의 파도가 찾아올 때가 종종 있습니다. 달리기를 하기 전에는 술에 의존해서 이 감정들을 회피했었는데, 지금은 달리기를 통해 제 감정을 돌볼 수 있게 되었습니다.

스트레스와 걱정이 많아지는 때가 오면 일단 나가서 달립니다. 달리면서 머릿속을 정리하고, 나아갈 방향을 다시 생각해 봅니다. 그렇게 달리다 보면, 문제들의 본질이 보이고 걱정과 스트레스는 작아집니다. 살아있음의 충만함과 감사함을 느끼며, 지금 이대로 온전합니다. 달리고 난 후 더욱 건강하고 단단하며 유연해진 몸과 마음은 덤입니다.

저 말고도 많은 분들이 달리기를 통해 몸과 마음의 건강을 되찾았습니다. 그렇다고 해서 누구나 꼭 달려야 한다고 주장할 수는 없지만, 누구나 한번쯤은 나를 위한 달리기를 시작하고, 꾸준한 습관으로 만들어 볼 만하다고 믿습니다.

달리기가 나에게 맞는 운동인지, 내 몸과 마음에 긍정적 영향을 주는 움직임인지, 적어도 한 달 동안은 직접 경험해 볼 가치가 있다고 생각합니다. 지금의 나를 있는 그대로 바라보고, 벌거벗은 나에게 용기와 믿음을 줄 수 있는 시간과 공간은 우리에게 모두 필요하니까요.

지금, 나를 믿어 주고 계신가요?
내가 원하는 방향으로 걸어가고 계신가요?

오늘 5분만이라도 시간을 내 달리면서, 나의 호흡과 움직임에만 온전히 집중해 보세요. 내가 가고자 하는 방향을 생각해 보세요. 달리는 움직임 속에서 나에 대한 무한한 믿음과 용기를 찾을 수도 있을 겁니다.

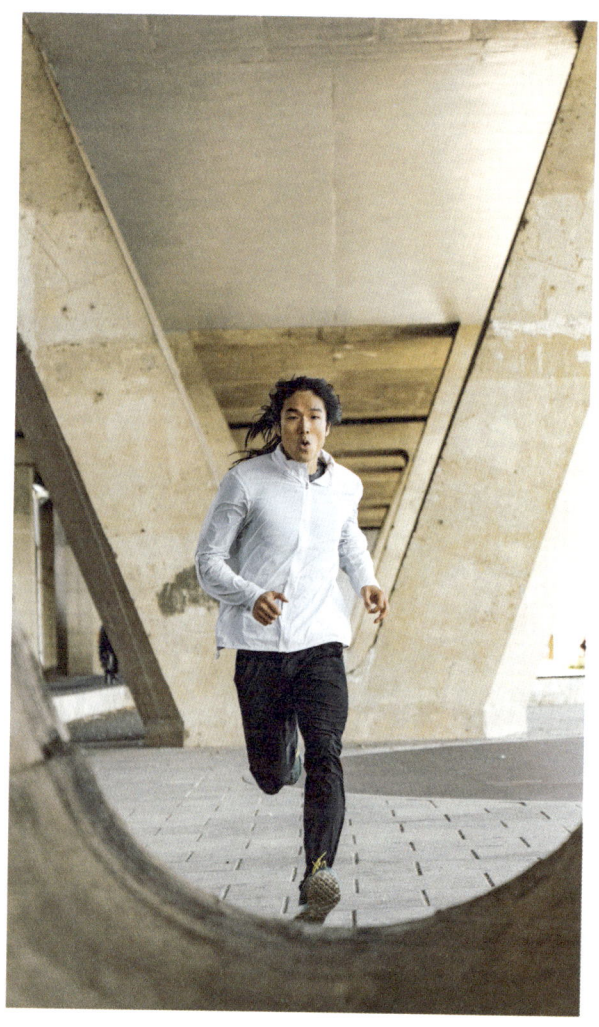

"달리기가 삶을 긍정적으로 바꿀 수 있다고 믿는 사람,
이윤주입니다."

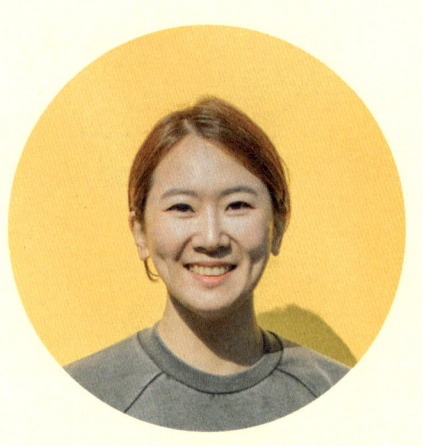

굿러너컴퍼니 co-founder & 공동대표
이윤주 러너

달리기는 어떻게 시작했나요?

저는 2014년 봄, 실연의 아픔을 극복하고자 달리기를 시작했어요. 달리고 나면 속 안에 있던 응어리들이 풀어졌고, 매일 조금씩 긴 거리를 달리며 점점 제 안의 상처가 치유되고 있음을 알았어요. 당시 만난 러너 친구들과 건강한 에너지와 정보를 주고받으며 여러 대회들과 코스들을 접하게 되었고, 그렇게 저는 점점 '달리기 세상'에 푹 빠지게 되었습니다.

달리기를 시작하기 전과 후 삶에 변화가 있었다면?

달리기 시작하기 전, 저는 겉으로는 표현하지 않았지만 내면에서는 끊임없이 '자기혐오'와 싸우는 사람이었어요. 하지만 달리고 난 후의 '성취감'이 매일매일 쌓이기 시작하다 보니 점점 저에 대한 믿음을 회복하게 되었습니다. 그전에는 흘려들었던 명언 'Sound mind, sound body'를 몸소 체험하게 된거죠!

그렇게 시작한 달리기를 계속 이어가다 굿러너컴퍼니를 창업하셨죠. 굿러너컴퍼니의 탄생 스토리와 비전을 말씀해 주세요.

주중에는 함께 러닝 크루를 만들어 달리고, 주말에는

전국 각지의 달리기 대회에 나갔어요. 그러다 우리가 러너로서 누리는 즐거움을 많은 사람들과 공유하기 위해 〈굿러너컴퍼니〉를 시작했어요. 2014년 함께 달리다가 만난 친구들과 함께 시작했죠.

트레일러닝을 안전하고 즐겁게 달릴 수 있도록 안내해 드리는 〈트레일러닝 아카데미〉, 매주 월요일을 긍정으로 시작하실 수 있게 함께 달리는 〈월요긍정달리기〉, 전국의 멋진 트레일을 함께 달리고 맛집을 탐방하는 〈트레일 투어〉 등 러너들과 함께 호흡하며 달릴 수 있는 프로그램부터 서로의 응원을 만끽할 수 있는 〈릴레이 서울〉, 운탄고도의 하늘길을 달리는 〈하이원 스카이러닝〉, 달리기를 통해 긍정을 얻길 바라는 마음에서 만든 〈긍정 하프 마라톤〉 등 러너들이 신나게 달릴 수 있는 대회들을 만들고 있습니다.

2019년부터 굿러너컴퍼니 러너들이 직접 사용해 본 제품들을 모아 판매하는 러닝 스페셜티 매장 〈Seoul Running Company〉를 성수동과 여의도 두 곳에서 운영하고 있어요.

굿러너컴퍼니를 시작할 당시 저는 아침을 그날 달릴 곳에 대한 기대감으로 시작했고, 자기 전에는 새로운 러닝 코스나 대회를 찾아보며 설레임으로 하루를 마무리했어요. 달리기 생각으로 하루하루 가슴이 벅차 있던 시절이었어요. 마치 콩깍지가 씐 것처럼 앞뒤 생각하지 않고 바로 창업에 뛰어들었습니다.

행사업에 대한 아카이브나 레퍼런스가 전혀 없는 상태였기 때문에 많은 시행착오들이 있었지만 주변 러너들의 응원과 굿러너컴퍼니 멤버들 간의 신뢰로 6년을 버틴 것 같아요.

윤주님은 세계 여러 곳의 정말 많은 대회에 선수 및 서포터로 참여하셨지요.

저는 프랑스 샤모니에서 매년 여름 열리는 울트라 트레일 몽블랑(UTMB)대회를 선수로서 한 번(OCC부문), 서포터로서 세 번 다녀왔어요. 50킬로부터 160킬로까지 다양한 코스들이 있는데, 그중 UTMB 160km 부문은 프랑스, 이탈리아, 스위스 3개국에 걸쳐진 몽블랑 둘레길을 달리는 경기예요. 금요일 오후 6시에 출발하여 일요일 오후 1시까지 들어와햐 하는 UTMB는 공식적으로 서포터가 정해진 구간에서 물, 음식, 교체할 장비들을 제공해 줄 수 있어요.

저는 2016, 2017, 2019년 세 번에 걸쳐 영광스럽게도 대한민국 최고의 울트라러너인 심재덕 선수의 서포터로 참가할 수 있었습니다. 그중 2019년 심재덕 선수와의 호흡이 가장 기억에 남아요. 이미 두 번의 경험으로 고산지대에서의 장시간 달리기가 주는 리스크도 충분히 알았기에 2019년은 심재덕 선수도 서포터인 저도 철저히 준비를 했습니다. 대회 일주일 전에 도착해 시차 적응, 고산지대에서 충분한 시간도 보냈습니다. 그렇게 경기가 시작된 금요일 오후 6시, 심재덕 선수는 출발했습니다. 렌터카를 대여한 저희 팀도 첫번째 서포팅 구간에 무사히 도착해 정해진 시간에 필요한 물품을 보급할 수 있었어요. 심재덕 선수의 컨디션도 좋았고, 기록도 좋았습니다. 그러나 고산 속에서의 일교차는 영하 5도~영상 17도였고, 그날 새벽부터 심재덕 선수는 저체온과 싸워야 했습니다.

새벽 3시, 두 번째 서포팅 구간까지 좋은 컨디션을 유지하다 날이 밝아오며 속도가 확연하게 줄어드는 것이 보였습니다.

뭔가 따뜻한 한국 음식을 만들어 준비하고 싶었지만 서포팅 구간과 숙소와의 거리는 멀었고, 다녀오는 사이 선수를 놓칠 것 같아 안타까운 마음으로 발을 동동 구르고 있을 때, 능숙한 솜씨로 조리도구를 꺼내 자국 음식을 조리하는 일본 서포터들을 보았습니다. 자세히 보니 UTMB 대회에 참여하는 일본 선수들을 대상으로 전문적으로 서포팅하여 음식을 만드는 여행사더군요. 일본은 이미 달리기뿐만 아니라 트레일 업계도 국내에 비해 월등히 컸기 때문에 가능한 일이었어요.

저는 아직도 그 장면이 마음속에서 떠나질 않습니다. 부럽기도 분하기도 하면서 '어떡하면 우리도…?' 그리고 '만약 그때 따뜻한 한식을 준비했다면…?'이라는 생각들의 전쟁으로 마음이 복잡했습니다.

심재덕 선수는 안타깝게도 100km 지점에서 달리기를 중단했지만, 최선의 경기를 펼치며 서포팅을 했던 후배들에게 많은 영감과 감동을 주셨습니다.

언젠가 코로나19가 종식되고, 다시 한번 기회가 된다면 그때와는 조금은 더 준비된 모습으로 도전해 보고 싶습니다.

꼭 달려 보고 싶은 장소나 대회가 있나요?

스페인의 '세가마(Zegama)'라는 트레일 러닝 대회를 언젠가 꼭 달려 보고 싶어요. 스페인 바스크 지역의 작은 마을에서 매년 5월마다 열리는 이 대회는 42km 단일 코스로, 선택받은 500명 만이 달릴 수 있는 대회입니다. 이 대회의 특별한 점은, 이 500명의 러너들을 응원하기 위해 약 1만 명의 관중들이 산속에서 주로를 만들어 선수들을 열렬히 응원한다는 거죠! 저는 이 대회의 매력에 푹 빠져 굿러너컴퍼니 멤버들과 세 번 참관했고, 그때의 감동들이 우리가 대회를 만드는 데에 지금도 큰 영감과 동력을 주고 있습니다.

윤주님에게 '러너'는 어떤 사람인가요?
가끔 매장에서 본인은 달리지만 러너는 아니다, 라고 말씀하시는 분들을 종종 만나요. 그럴 때면 저는 5분을 아주 천천히 달려도 그게 즐겁다면 러너라고 말씀드려요.

달리기로 만난 사람들 중 가장 기억에 남는 사람?
달리기를 시작하며 만난 최고의 사람은 역시 제 남편이고요. 첫 달리기를 함께한 러너들이 가장 기억에 남아요. 지금은 각자의 러닝 크루에서 왕성한 활동을 하시는 분들과 첫 달리기를 함께할 수 있었음이 영광이고, 제 생애 참 감사한 순간입니다.

달리기 최고의 경험과 최악의 경험?
최고: 2020 하이원 스카이러닝 42km 마지막 주자가

제한 시간 몇 초 전에 골인했을 때예요. 코로나19 속에 어렵게 개회된 대회였기에, 마지막에 도착한 주자가 최선을 다해 피니시 라인으로 들어오는 그 장면이 아직도 잊혀지지 않습니다. 현장의 스태프들뿐 아니라 응원하신 분들도 함께 눈물을 흘린 감동적인 순간이었고, 대회 운영자로서 최고의 순간이기도 합니다.

최악: 매년 참가하는 국내 메이저 마라톤 대회에서 남성 주자들이 보란 듯이 노상방뇨하는 오줌의 벽(제가 지었어요)이 있습니다. 역풍에 악취를 맡으며 굉장히 불쾌하게 그곳을 지나갑니다. 매년 최악의 경험이에요.

윤주 님처럼 꾸준히 달리는 데 비결이 있다면?
권태기가 올 때는 달리기의 방식에 변화를 줘도 좋아요! 혼자 또는 같이 달려 보세요. 아니면 매일 달리던 코스에서 벗어나 새로운 코스를 찾아보아도 좋아요. 간단히 어제 시계방향으로 달렸다면 오늘은 반시계 방향으로 달리는 것만으로도 기분 전환이 됩니다. 속도에 연연하지 않고 자신만의 즐거운 달리기를 찾는 것도 추천합니다.

윤주 님만의 달리기 철학이 있다면?

일단, 신발을 신고 문을 열고 나가세요. 나가기까지가 힘들지 한 발 한 발 내딛다 보면 절대 후회하지 않으실 겁니다!

이제 막 달리기를 시작하는 분들께.

정답은 없어요. 나만의 달리기를 시작해 보세요. 달리기가 주는 기쁨의 유형은 각자 다를 수 있어요. 누군가에게는 체계적인 훈련으로 기록 향상이 주는 성취감이, 또 누구에게는 함께 달리는 즐거움이 있으니까요.

5년 후의 이윤주는 어디서 누구와 무엇을 하고 있을까요?

저는 지금 임신 7주차 러너예요! 뱃속의 아가와 함께 아주 천천히 달리기의 기쁨을 공유하고 있지만 5년 후에는 그 아이와 함께 손을 잡고 함께 달리고 있거나 대회 피니시 라인에서 저를 마중나온 아이의 손을 잡고 함께 골인하는 그날을 상상해 봅니다.

—

윤주 님이 손꼽는 대한민국 최고 코스는 북한산 탕춘대 능선에서 상명대 방향으로 내려오는 다운힐 2km 구간. 서울에서 가장 애정하는 달리기 코스는 한강 성수대교-영동대교를 잇는 브릿지런 코스. 서울의 매력을 느끼기 좋고 특히 성수대교 남단 아래에서 성수대교 구조물을 보며 달리는 그 짧은 시간이 참 좋다고.

달리기 전에는 부담없는 바나나 혹은 단백질 쉐이크. 달리고 난 후에는 맥주(지만 임산부라 2년은 굿바이). 달리기 하며 듣는 음악은 레드 핫 칠리 페퍼스의 〈Scar Tissue〉, 달린 뒤엔 다프트 펑크의 〈Something About Us〉.

달리기 좋아하는 시간은 모든 업무를 끝낸 저녁. 혼자 달리며 하루를 정리하고 가끔은 가슴에 얹혀 있던 감정들이 달리면서 하나둘씩 풀어지는 게 느껴진다. 주말에는 친구들과 함께 오전 일찍 트레일 러닝을 하거나 새로운 코스를 달리는 걸 좋아한다.

" 함께 달릴 수 있다면, 스웨덴의 멋진 트레일 러너이자 농부, 사랑스런 두 아가들의 엄마인 에밀리 티나 포스버그(Emelie Tina Forsberg)와 함께 1시간 동안 달리며 이야기하고 싶어요. 요즘 저의 가장 큰 관심사인 임신 중 달리기에 대한 조언과, 아기를 업고 하이킹/스키를 즐기는 그녀의 철학도 듣고 싶어요. 그리고 티나는 텃밭에서 직접 가꾼 채소와 열매들로 직접 에너지바를 만드는데, 같이 달리다가 한입만 달라고 하고 싶네요. "

굿러너컴퍼니 goodrunner.co.kr
인스타그램 @goodrunner_nian

66 안녕하세요.
저는 울트라 트레일 러닝을 즐기고 있는
염주호입니다. 99

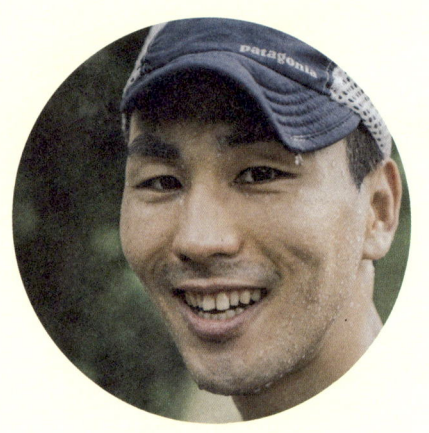

이유를 갖고 달리는
염주호 울트라 트레일 러너

달리기 입문 스토리.

하프 대회를 준비하며 처음 달렸어요. 당시 회사에 동갑내기 친구가 있었는데, 둘 다 운동에 관심이 많았어요. 왠지 지고 싶지 않다는 생각과 하프 21km라는 먼 거리를 달릴 수 있을까 하는 것에 막연한 두려움과 호기심이 생겼다고 할까요. 하프 대회를 준비하면서 생애 처음으로 10km 이상을 달렸는데, 너무 힘들었어요.

대회를 앞두고 약 두 달 전부터 차근차근 준비했어요. 당시에 집 근처인 선릉 외곽을 달리면서 훈련했고, 주말에는 한강으로 나갔어요. 항상 목표했던 거리보다 짧게 달리고 가끔은 버스나 지하철을 타고 돌아오는 경우도 참 많았지만, 대회 전에는 혼자서 15km 정도를 완주했어요. 얼마나 뿌듯했는지.

대회는 생각보다 재미있었어요. 많은 사람들과 축제 분위기를 느낄 수 있었죠. 대회 장소는 미사리 요트 경기장, 10km 정도를 왕복하는 코스였어요. 나름 열심히 달려서 그런지 중위권 이상의 순위로 달렸고, 반환점을 돌면서 열심히 달려오시는 분들을 보면서 힘들었지만 자신을 다독였어요. 결승점을 5km 정도 앞두고는 너무 힘들었어요. 다리에는 감각이 없었고, 너무 목이 말랐어요. 몸에 에너지는 없고 당장이라도 그만두고 싶었어요. 그렇게 참고 참아서 드디어 도착. 첫 완주의 기쁨과 이제 다시는 달리지 않아야겠다는 생각이 머릿속에 가득했던 것 같아요.

달리기가 가져온 삶의 변화.
제가 하는 장거리 달리기는 '아, 오늘 뛰어야겠다.'라는 생각만 가지고는 절대 뛸 수 없는 그런 운동이에요. 목표를 세팅하고 그것을 위해 몇 달 전부터 꾸준하고 단계적으로 준비해야 겨우 완주할 수 있는 운동이거든요. 그리고 안타깝지만 몸 컨디션이 최상인 상태에서 달리는 일은 거의 없어요. 보통은 연습 단계에서 작은 부상과 불편함이 생기거든요. 항상 부상을 가지고 그 부상 속에서도 정해진 날짜에 뛰는 게 참 중요한 운동이에요.

달리는 삶을 살면서 스스로에 대해 주도적인 삶을 살고 있다고 인지하면서, 무언가 진정 원하는 건 해낼 자신감이 생긴 건 분명해요. 사실 실패하는 경우도 많지만, 그 실패에서 포기하지 않고 다음의 성공을 위해 잘 사용하는 방법을 배운 것 같아요. 그리고 긍정적인 생각과 주어진 상황을 인정하면서 목표를 어떻게 이룰 것인가에 대한 부분도 몸으로 참 많이 배웠어요.

울트라 러닝 입문의 동기와 과정.

베를린 마라톤에서 서브3를 달성하고 나니 조금은 공허하기도 하고, 또 더 빨리 달릴 자신이 없기도 한 애매한 상황이었어요. 그래도 꾸준히 풀 코스를 즐기면서 달렸는데, 대회가 끝나면 주변에서 "이번에 기록은 어떠냐?" "왜 더 빨리 못 뛰었냐?" "어디가 안 좋았냐?" 이런 질문을 많이 받았어요. 저는 다만 즐겁게 뛴 대회였는데, 완주 후 스트레스를 받는 상황들이 안타깝게도 지속되었죠. 그러던 중 트레일 러닝을 접하게 되었어요.

트레일을 뛰면서 너무 힘들긴 했지만 나름 즐거웠고, 작은 것에 감사함을 느끼면서 트레일 러닝에 점점 빠져들게 되었어요. 그래서 많은 영상과 해외 대회에도 자연스럽게 관심을 가지게 되었고요. 그중 저를 장거리 트레일 러닝의 세계로 빠지게 한 대회가 UTMB와 UTMF(Ultra-Trail Mt. Fuji)였어요.

트레일러닝 대회의 꽃이며 가장 유명한 UTMB 영상에서 나오는 경이롭고 아름다운 자연환경을 보면서 꼭 그 대회를 달리고 싶다는 생각을 가지게 되었고, UTMF 대회 영상을 보면서 무언가 쏟아내는 사람의 표정과 감정에서 나오는 감동을 느낄 수 있었어요. '살아 있구나' 그런 게 느껴지는 영상이었어요. 그래서 저도 도전하게 되었죠. 그 감동과 감정을 느껴 보고 싶었어요.

주호 님에게 '러너'는 어떤 사람인가요?
러너는 살아 있음을 느끼기 위해 온몸으로 발버둥치는 존재다. 장거리든 단거리든 최선을 다해 달려 본 사람이라면, 이 문장을 좀 더 잘 이해할 수 있지 않을까 생각해요. 정말 최선을 다해 달리면 그 기록이 좋고 나쁨을 떠나서 온몸이 살아 있다고 소리를 질러요. 콧구멍은 점점 커지고, 입에서는 침이 흐르고, 심장은 빨리 뛰고, 다리는 아프다고 소리를 지르죠. 발목이 불편한 것 같기도 하고, 무릎이 안 좋은 것 같기도 하고, 왠지 여기서 멈추지 않으면 안 될 것 같은데, 다시는 달리지 않겠다는 생각이 들지만, 완주하고 나면 이 모든 불편함이 더는 느껴지지 않는 게 참 신기해요. 그리고 다시 달리고 싶다는 생각이 들죠.

주호 님의 달리기 철학.
저의 달리기 철학은 치열하게 버텨 내자입니다. 사실 장거리 달리기는 힘든 운동이에요. 어떤 면에서는 운동이라고 표현하기 어려울 정도로 고통의 순간이 오고, 속이 뒤집히고, 헛구역질도 나고, 다리가 찢어질 듯 아프고 발에 물집은 몇 번이나 생기고 또 터지기도 하고, 발톱이 빠지고 그 외에도 많은 고통을 함께 가지고 하거든요. 하지만 완주를 위해 포기하지 않고 치열하게 타협과 버팀의 줄다리기를 펼치는 모습이 삶의 모습 같기도 합니다.

—

주호 님은 부산 갈맷길 중에 몰운대, 다대포 해수욕장과 낙동강변을 뛸 수 있는 코스를 좋아한다. 한여름에 온몸으로 햇살을 맞으며 달리면 정말 기분이 좋다고.

    달리기 전엔 공복, 달린 후엔 맥주를 좋아한다. 겨울에는 따뜻한 차도 좋고 가끔은 뛰고 나서 위스키도 조금 마신다. 러너로서 추천하는 책은 〈달리기와 존재하기〉. 장거리 러너가 쓴 책인데 공감되는 부분이 많고 엄청 웃으며 읽었다.

" 아직 누군가 존경하는 러너는 없는 것 같아요.
다들 자기만의 달리기가 있고,
열심히 달리고 있으니까요.
그저 많은 러너들과 함께 달리며
이야기를 나누고 즐겁게 달리고 싶어요. "

인스타그램 @yumjooho

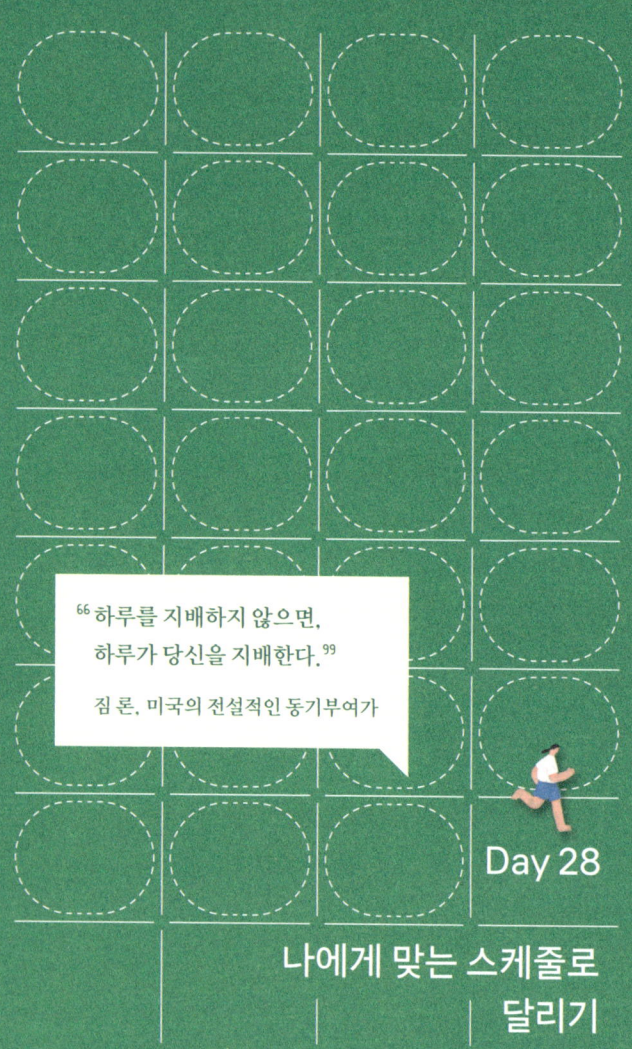

> "하루를 지배하지 않으면, 하루가 당신을 지배한다."
>
> 짐 론, 미국의 전설적인 동기부여가

Day 28

나에게 맞는 스케줄로 달리기

2019년에 3개월 동안 머물렀던 케냐 육상 캠프에는 대략 15명 정도의 선수가 있었습니다. 그중 로버트는 열아홉 살의 남자 육상 선수로, 주 종목인 5천 미터를 고지대에서 13분 50초대에 달리는 굉장한 기량을 가진 선수였는데요. 로버트는 일주일에 200km 가까이 달리는 스케줄을 매주 소화하면서도, 하루도 지친 기색이나 게으른 모습을 보인 적이 없었습니다.

그의 꾸준함에 감탄한 저는 어느 날 로버트에게 물었습니다.

"로버트, 어떻게 이렇게 매일 지치지 않고 훈련에 임할 수 있는 거야?"

로버트는 특유의 진지한 표정을 짓더니, 이렇게 말하더군요.

"성우, 달리기는 내 삶이고 일이야. 다른 사람들은 다른 직장이나 일이 있고, 그걸 열심히 하잖아. 나에겐 달리기가 일이니까, 매일매일 열심히 해야지."

너무나도 당연하고 담백한 답변에 저는 그저 고개를 끄덕일 수밖에 없었죠.

달리기를 '업'으로 받아들인 데에서 오는 책임감 말고도, 로버트가 매일 이렇게 꾸준히 달릴 수 있게 돕는 것은 자부심과 팀원들의 존재였습니다. 매일 함께 달리는 팀원들이 있으니 훈련을 빼먹을 수가 없고, 아무나 들어올 수 없는 세계 최고의 캠프에 소속되어 훈련하고 있다는 자부심이 있었죠.

그에 더해 그를 꾸준히 성장하며 달릴 수 있게 돕는 것에는 체계적인 스케줄이 있었습니다. 로버트와 팀 선수들을 위해 캠프의 헤드 코치 브라더 콤('케냐 달리기의 대부'로 불리우며, 4명의 올림픽 금메달리스트, 25명의 세계 육상 대회 금메달리스트를 배출했다. 이 외에도 그의 제자들은 서울, 보스턴, 뉴욕, 베를린 등 수많은 세계적 마라톤 대회에서 우승하였다.)은 매일 그들에게 최적화된 스케줄을 만들어 줍니다.

브라더 콤의 스케줄은 선수들의 성장을 도울 수 있도록 여러 장치를 포함하고 있었는데요. 그중 가장 중요한 두 가지는 1) 총체적 발달 2) 강약 조절이었습니다.

항상 달리는 방식으로 달리는 것이 아니고, 다양한 훈련 방식으로 달리게 함으로써 지구력, 스피드, 순발력, 그리고 유산소, 무산소 시스템 등을 총체적으로 발달시킵니다. 다양한 훈련 방식들의 예로는 언덕 달리기, 인터벌, 파틀렉, 지속주, 롱런, 회복주, 보강운동, 요가 등이 있습니다.

거시적으로 대회 시기와 날씨 등을 고려해서 1년 동

안의 훈련량과 강도를 미리 계획해 놓습니다. 미시적으로는 달리는 시간과 강약을 조절함으로써 선수들이 부상을 입지 않고 소화해 낼 수 있는 훈련의 깊이와 폭을 넓혀 나갑니다.

물론 우리는 세계 최고의 수준의 달리기를 목표로 하고 있지 않습니다. 〈30일 5분 달리기〉 책을 읽고 계시는 당신은 세계 최고가 되기 위해서가 아니라 건강을 위한 습관을 위해서, 새로운 도전을 하고 싶어서, 또는 내가 발전하는 모습을 보고 싶어서 이 책을 읽으며 달리기를 하고 계신다고 생각됩니다.

그래도 나에게 최적화된 달리기 스케줄을 만들어서 달려 보시면, 더 꾸준히 달리고, 달리기 실력이 향상되는 데에 큰 도움이 될 겁니다.

그러면, 나를 위한 달리기 스케줄은 어떻게 만들면 좋을까요?

스스로 만들어 사용해 볼 수 있도록 다음과 같이 간단히 핵심을 설명해 두었습니다. 그리고 참고하실 수 있도록 제가 마인드풀 러닝 스쿨 정규반에 참가하는 분들께 만들어 드린 4주 스케줄의 예시도 보실 수 있게 붙여 놓았습니다. 꼭 참고하셔서, 30일 달리기가 끝난 후에는 나만의 스케줄을 만들어서 달려 보시기 바랍니다.

힌트 #11. 나를 위한 4주 스케줄 만들기

① 일주일 중 며칠을 달릴지, 어떤 요일에 달릴지 정하세요.
   (예: 일주일에 4일, 월수금토)
② 한 번에 무리하지 않되, 내가 최대한 달릴 수 있는 시간은
   몇 분인가요? (예: 30분)
③ 매번 러닝 시간이 각각 다르게, 높낮이가 있도록 스케줄을
   만드세요. 여기서 가장 긴 러닝 시간은 위 ②번에서 대답한
   시간입니다 (예: 월요일엔 10분, 수요일엔 20분, 금요일엔
   15분, 토요일엔 30분)
④ 이 스케줄대로 한 주를 달리고 나서, 다시 ①~③을 반복하고
   스케줄을 만듭니다. 무리하지 않고 달리는 시간을 올리거나
   내리면서 조정합니다.

♣ 달리기 경력 3개월 이하

주의일 중 달릴 수 있는 날: 3일 (월, 목, 토) / 무리하지 않고 최대한 달릴 수 있는 시간: 15분

	월	화	수	목	금	토	일	주 목표 달리기 시간(분)
첫째 주 시간(분)		5		8	5	12		45
강도	크호흡 편안한 달리기	휴식 혹은 가볍게 달리기	크호흡 편안한 달리기	크호흡 편안한 달리기	휴식 혹은 가볍게 달리기	크호흡 편안한 달리기	안전 휴식	
FOCUS	10	5	5	8	5	12	0	
	크호흡만 숨을 들이쉬고, 내쉬어도 불편하지 않은 속도로 달려 보세요.							
둘째 주 시간(분)	12	5		10	5	18		55
강도	크호흡 편안한 달리기	휴식 혹은 가볍게 달리기		크호흡 편안한 달리기	휴식 혹은 가볍게 달리기	크호흡 편안한 달리기	안전 휴식	
FOCUS	12	5		10	5	18	0	
	달릴 때의 리듬/케이던스를 빠르게 했을 때 어떤 느낌인지 관찰해 보세요. 느리게 했을 때는 어떤가요? 이럴게 이룰지 리듬과 케이던스를 바꿔 가면서, 나에게 적합한 리듬을 찾아보세요.							
셋째 주 시간(분)	8	5		10	5	15		48
강도	크호흡 편안한 달리기	휴식 혹은 가볍게 달리기		크호흡 편안한 달리기	휴식 혹은 가볍게 달리기	크호흡 편안한 달리기	안전 휴식	
FOCUS	8	5		10	5	15	0	
	다양한 지면에서 달려 보세요. 아스팔트, 풀밭, 흙길, 트랙 등... 어떤 지면을 달리는 것이 몸에 가장 편한가요? 정답은 없습니다. 느껴 보세요.							
넷째 주 시간(분)	15	5		12	5	20		62
강도	크호흡 편안한 달리기	휴식 혹은 가볍게 달리기		크호흡 편안한 달리기	휴식 혹은 가볍게 달리기	안전 휴식	안전 휴식	
FOCUS	15	5		12	5	20	0	
	언덕이 있는 코스를 찾아보세요. 언덕을 달릴 때는 평지보다 하체와 코어 근력 운동도 더 활발히 됩니다. 언덕을 만나면, 반갑게 인사해 주세요. '고맙다! 네 덕분에 나는 더욱 강해질 거야.'							

한 달 목표 달리기 시간: 210분

♦ 달리기 경력 4개월 이상 ── 일주일 중 달릴 수 있는 날: 5일 (월, 화, 목, 금, 토) / 무리하지 않고 최대한 달릴 수 있는 시간: 40분

		월	화	수	목	금	토	일	주 목표 달리기 시간(분)
첫째 주	강도	큰호흡 편안한 달리기	큰호흡 편안한 달리기	휴식 혹은 가볍게 달리기	큰호흡 편안한 달리기	큰호흡 편안한 달리기	큰호흡 편안한 달리기	완전 휴식	110
	시간(분)	20	15	5	15	25	30	0	
	FOCUS	고르게 숨을 들이쉬고, 내쉬어도 불편하지 않은 속도로 달려 보세요.							
둘째 주	강도	큰호흡 편안한 달리기	큰호흡 편안한 달리기	휴식 혹은 가볍게 달리기	큰호흡 편안한 달리기	큰호흡 편안한 달리기	큰호흡 편안한 달리기	완전 휴식	165
	시간(분)	30	20	15	30	25	45	0	
	FOCUS	달릴 때의 리듬(케이던스를 빠르게 했을 때 어떤 느낌인지 관찰해 보세요. 느리게 했을 때는 어떤가요? 이렇게 리듬을 바꿔 가면서, 나에게 적합한 리듬을 찾아보세요.							
셋째 주	강도	큰호흡 편안한 달리기	큰호흡 편안한 달리기	휴식 혹은 가볍게 달리기	큰호흡 편안한 달리기	큰호흡 편안한 달리기	큰호흡 편안한 달리기	완전 휴식	150
	시간(분)	25	30	10	25	20	40	0	
	FOCUS	다양한 지면에서 달려 보세요. 아스팔트, 풀밭, 흙길, 트랙 등… 어떤 지면을 달리는 것이 몸에 가장 편한가요? 정답은 없습니다. 느껴 보세요.							
넷째 주	강도	큰호흡 편안한 달리기	큰호흡 편안한 달리기	휴식 혹은 가볍게 달리기	큰호흡 편안한 달리기	큰호흡 편안한 달리기	큰호흡 편안한 달리기	완전 휴식	180
	시간(분)	30	25	15	35	20	55	0	
	FOCUS	언덕이 있는 코스를 찾아보세요. 언덕을 달릴 때는 평지보다 하체와 코어 근육 운동도 더 활발히 됩니다. 그렇다니 내 덕분에 나는 더욱 강해질 거야.' 언덕을 만나면, 반갑게 인사해 주세요.							

한 달 목표 달리기 시간: 605분

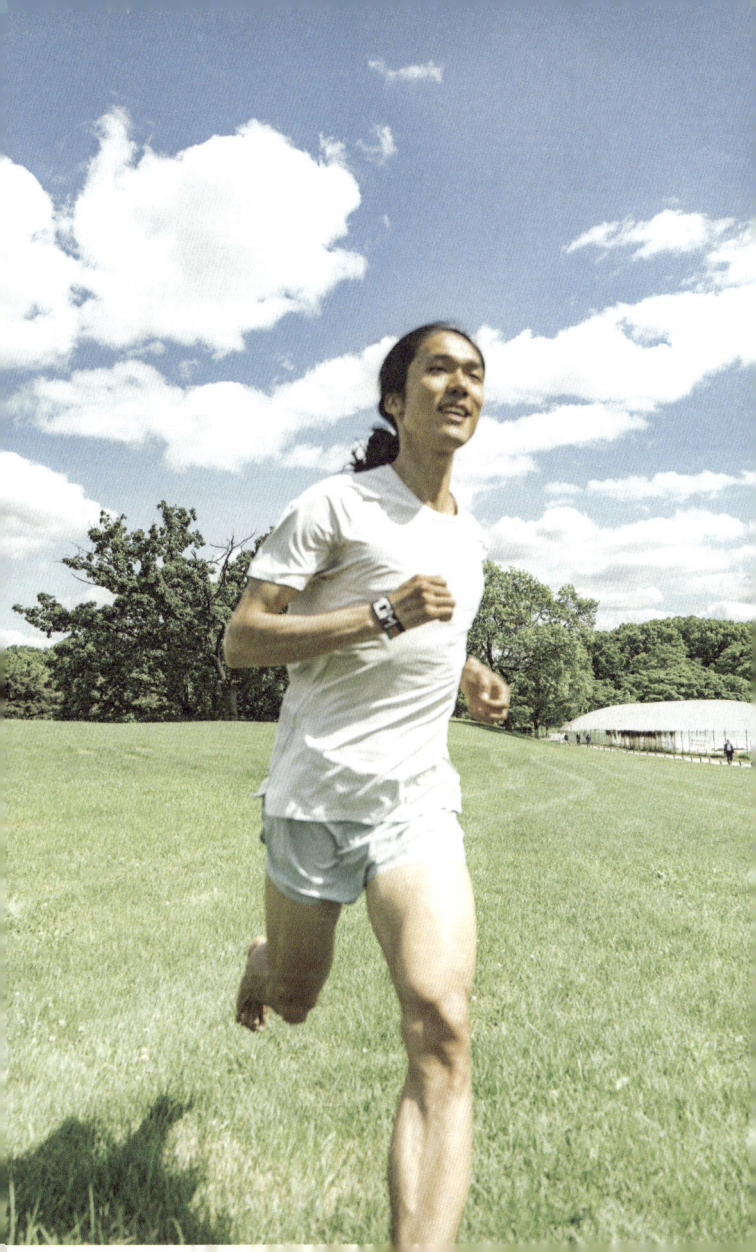

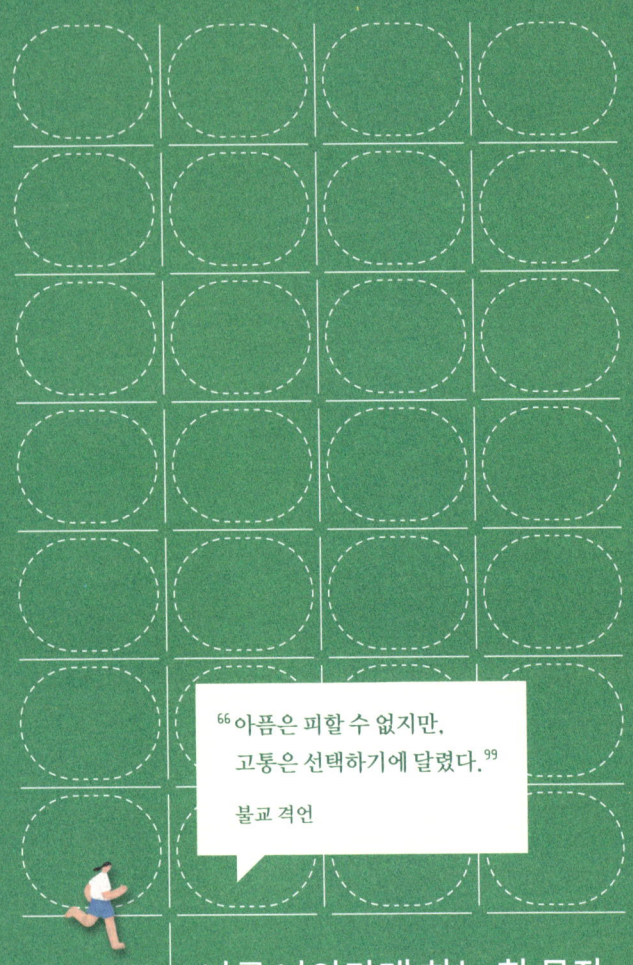

"아픔은 피할 수 없지만, 고통은 선택하기에 달렸다."

불교 격언

Day 29 | 나를 나아가게 하는 한 문장

대회에 나가서 달리다 보면 시작할 때의 설렘과 즐거움이 사라지는 순간이 옵니다. 몸은 무거워지고 즐거움은 지루함이 되죠. 몸 혹은 정신이 지쳐 가고 달리면서 느끼던 희열이 아픔이 되는 순간이 옵니다. 이 순간은 선택의 갈림길입니다. 이 아픔을 긍정적인 무엇으로 승화시킬지, 아니면 고통으로 받아들일지.

물론 달리다가 아픔이 느껴지면 부상의 가능성이 어느 정도인지 알 수 있어야 합니다. 꽤 긴 시간의 휴식을 요구하는 부상으로 이어질지, 아니면 부상의 위험은 없지만 뇌가 무리하지 말라고 신호를 주는 것인지 구분해야 하죠.

2020년 7월에 하이원스카이러닝 대회의 20km 부문을 달렸을 때입니다. 어찌된 일인지 시작한 지 5분도 안 돼서 허벅지와 종아리 근육들이 아프다고, 힘들다고 이야기하기 시작합니다. 대회 전 하루이틀 여러모로 바쁜 일정이어서 잘 쉬지 못하고 잠도 잘 못 자기는 했지만 그래도 너무했습니다. 앞으로 적어도 1시간 50분은 달려야 하는데 말이죠.

'얘들아⋯ 벌써 이러면 어떡해? 우리 이러지 말자.'

두 다리를 의인화하고, 대화를 시작합니다. 달리기를 하면서 배운 유용한 스킬 중 하나인 셀프 토크. 포기하고 싶은 순간에 포기하지 않도록 자신을 잘 타이르고 설득하는 데에 유용한 기술입니다.

아파하는 두 다리에게 '괜찮아, 우리는 할 수 있어.'와 같은 응원을 하며 달립니다.

그러다가 집중력을 잃고, 음식 생각이 듭니다. '아침에 먹었던 한라산쑥찐빵 참 맛있었는데… 한라산숲길 다시 가고 싶다…'

그러다가 갑자기 눈앞이 까매졌습니다. 한라산쑥찐빵 먹는 상상을 하다가, 돌부리에 걸려 넘어지다니요. 왼쪽 무릎의 바깥쪽이 땅에 크게 부딪쳤습니다.

일단 바로 일어납니다. 1초도 아쉬운 게 달리기 시합이니까요. 달리기를 이어가며 무릎을 살짝 봅니다. 피가 조금 나고 있지만 다행히 그렇게 심해 보이지 않네요. 무릎은 계속 신체적 아픔을 호소하지만, 달리는 데에는 무리가 없게 느껴집니다. 다행히 뼈가 부러진 게 아니고 살짝 멍이 든 정도인 것 같아요. 20km를 다 달린다 해도, 부상으로 이어질 것 같지 않습니다. 그래서 저 자신에게 이야기합니다.

'20km 다 완주한다. 잡생각 그만하고, 집중하자.'

그렇다고 해서 뛰는 내내 다른 생각이 들지 않은 건 물론 아니에요. 포근한 침대 생각이 나고, 맛있는 밥 생각도 나고, '내가 지금 여기서 왜 이 고생을 하고 있나…' 같은 생각도 들었습니다. '무리하지 말고 적당히 해라', '천천히 가자, 이렇게 힘들게 달린다고 남는 게 뭐 있어?' 같은 생각도 이어졌죠.

하지만 이런 생각이 들 때마다, 어제 저녁에 미리 준비했던 '최선을 다해 보자. 대회니까, 힘든 건 당연하다.'와 같은 생각을 되뇌이며 내가 최대한 할 수 있는 만큼의 달리기를 해 나갔습니다.

정말 힘든 순간에는, "어떻게 하면 너네처럼 잘 달릴 수 있을까?"라는 제 질문에, 케냐 여자 선수들이 저에게 했던 대답, "성우, 네가 잘 달릴 수 있다고 먼저 믿어야, 잘 달릴 수 있어."를 기억했습니다.

'성우야, 너는 지금 최선을 다하고 있고, 포기하지 않고 완주할 수 있어.'

머릿속에서 되뇌이며 달리기를 이어 나갔습니다. 완

주를 하고 보니 운이 좋게 3위로 대회를 마쳤습니다. 저보다 잘 달리는 선수들이 부상 및 탈수로 인해 제 뒤에 들어오는 경우가 생겼어요. 순위 목표는 TOP 3였는데, 목표의 하나는 이룬 셈입니다.

그런데 사실 가장 중요한 목표는 '최선을 다하는 것을 포기하지 않는 것'이었습니다. 그 목표를 온전히 지켜 낼 수 있어서, 참 뿌듯했던 시간이었습니다.

그리고 아픔을 느낄 때마다 고통으로 받아들이지 않고 '나를 위한 응원'으로 승화시키는 연습을 하면서, 부정적인 생각에 빠지지 않은 것이 감사하고 기뻤습니다.

'아픔은 피할 수 없지만, 고통은 선택하기에 달렸다.'

여기서 '아픔'을, 힘듦 혹은 불편함으로 바꿔도 좋을 것 같습니다. 성장을 위해서는 어느 정도의 아픔, 힘듦, 혹은 불편함이 동반될 수밖에 없다고 생각합니다. 나만의 불편함을 능동적으로, 적극적으로 선택해야 하는 이유입니다. 대회에서 마주하는 피할 수 없는 힘듦을 고통이 아닌 긍정적인 에너지로 승화시키려면, 그 힘듦을 예측하고 그것을 받아들일 준비를 해야 합니다.

그래서 저는 대회에 나가기 전에 꼭 혼자의 시간을 갖으며 힘듦을 예측하고, 어떻게 받아들일지 준비합니다. 달릴 때 분명 찾아올 그 힘듦이 결국 내가 원하는 성장으로 가는 과정임을 인지하고, 두 팔 벌려 환영할 준비를 하는 것이죠.

그렇다고 항상 힘들게 달리면 안 되겠죠. 만트라는 대회에서, 혹은 가끔 진행하는 스피드 훈련에서만 사용해야 합니다. 평소 훈련할 때도 항상 만트라가 필요한 강도로 달린다면 몸이 무리하게 되고, 부상이 오고, 번아웃이 올 수 있습니다. 덧붙여 항상 힘들게만 달리는 건 유산소 기반의 성장에는 그다지 큰 도움이 되지 않는다는 거, 제가 많이 말씀드려서 이젠 알고 계시겠죠?

오늘 5분 달리실 때는, 이런 만트라가 필요 없는 편안한 속도로 즐겁게 달리시길 바랍니다. 혹시 나중에 대회에 나가게 되신다면, 그때는 꼭 저처럼 만트라를 준비해서 나가세요. 유용하게 사용하실 수 있을 겁니다.

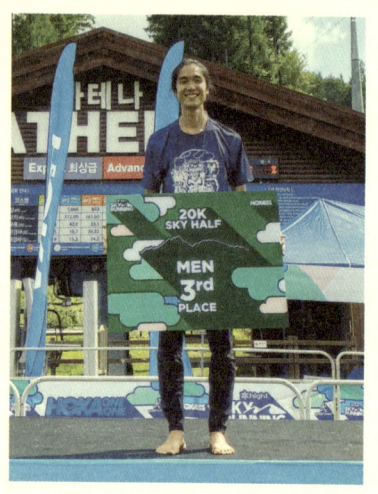

힌트 #12. 달리기 만트라 만들기

대회에 나가서 달릴 때, 혹은 강도 높은 훈련을 할 때는 힘에 부치는 상황을 마주할 수밖에 없습니다. 이때 나에게 되뇌일 문장, 마인드풀 러닝 만트라를 미리 여러 가지 준비해 놓으면 큰 도움을 받을 수 있을 거예요. 제가 대회 전, 강도 높은 훈련 전에 준비하는 만트라 중 하나는 이렇습니다.

'달리는 도중에 힘들면, 미소와 더 가벼운 발걸음으로 답하자.'

이처럼 정신적인 부분을 다루는 만트라도 중요하지만, 달리기의 기술적인 부분을 상기시켜 주는 만트라도 유용합니다. 제가 자주 사용하는 기술적 만트라 중 하나는 이렇습니다.

'정말 너무 힘이 들고 포기하고 싶다면, 보폭을 줄이고, 리듬을 높이고, 깊게 숨을 세 번 들이쉬고 내쉬고 다시 나아가 보자.'

지금 나만의 마인드풀 러닝 만트라를 두 개 만들어 보세요. 그리고 〈30일 5분 달리기〉 독자 커뮤니티에 나만의 '마인드풀 러닝 만트라'를 공유해 주세요. 나중에 필요한 상황이 왔을 때, 유용하게 사용하실 수 있을 겁니다.

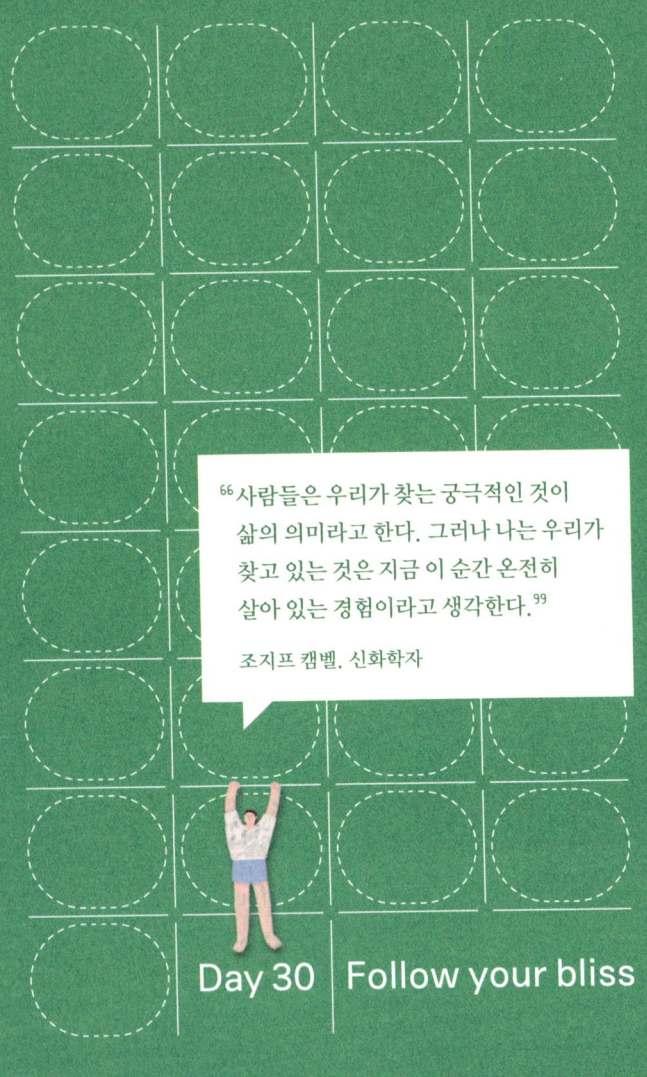

미국의 저명한 신화학자 조지프 캠벨은 우리 모두 각자 자신만의 영웅이 되어 가는 길을 걷고 있다고 말합니다. 그리고 이것을 자각하고 살아갈 때 진정한 삶의 행복과 성공을 이룰 수 있다고 말합니다. 그의 책 〈신화의 힘〉에서 이 개념을 'Follow your bliss'로 압축해서 전합니다.

류시화 시인은 이것을 '천복을 따르라'라고 해석하였고, 그의 페이스북에 "천복(天福. 산스크리트어로 Anand, 영어로 Bliss)은 하늘이 내려 주는 복이다. 캠벨에 의하면 천복은 가슴이 하는 말, 내면의 목소리를 따르는 것이다."라고 설명했습니다.

이 '하늘이 내려 주는 복'은 어떤 경험일까요? '내면의 목소리를 따르는' 경험은 어떤 의미가 있을까요?

2015년 환경공학을 공부하던 대학원생이었던 저에게 Bliss/천복은 달리는 삶이었습니다. 달릴 때마다 세상과 내가 하나가 되는 듯했습니다. '이 경험은 나에게 어떤 이득을 주는가?'라고 시시때때로 묻는 시간과 기억의 흐름 속에 있는 '나'는 조용해집니다. '나'를 구성하는 모든 세포들은 지금 이 순간에 온전히 살아 있어, 살아 있음의 충만함을 느끼며 그 순간에 존재합니다. 그 순간에 온전히 몰입되어 무한한 영원함을 경험합니다.

이렇게 달리기는 의미를 초월하는 순간으로 나를 초대했습니다. 달리면서 나는 비워지고, 새로워졌습니다. 달릴 때면 '나'는 시간과 기억의 흐름을 벗어나 자유로움이 되었습니다.

이렇게 달리기를 매일 하는 삶을 살고 싶었고, 그러기 위해 달리기 선수가 되어야 한다고 생각했습니다. 선수가 되려면 세계 최고로부터 배워야 한다고 생각했고, 그래서 케냐에 가야겠다고 생각했습니다. 지금까지 살아온 발걸음과는 전혀 동떨어진 길을 걸어가야 했죠. 머리로 생각하면, 정말 미친 생각이었습니다.

하지만 가슴은 계속 저에게 가라고 했어요. 저를 던져 보라고 했죠. 언어로 표현이 되지 않는 박동으로 계속 말을 걸었어요. 결국 '의미'는 잠시 제쳐두고, 가슴의 소리를 따라갔습니다.

벌써 6년 전의 일입니다. 천복을 따라갔던 케냐에서의 경험은 삶을 새롭게 바라보고 나만의 길로 걸어갈 수 있는 영감의 원천이 되어 주었습니다. 그리고 달리기는 나만의 나침반으로 삶의 중심에 있습니다.

나를 위한 달리기를 하면서 그것을 나누고, 사랑하

는 사람들과 조화롭게 살고 싶습니다. 달리기뿐만 아니라 글쓰기, 그림 그리기 같은 나만의 천복을 꾸준히 따르는 삶을 살고 싶습니다.

벌써 〈30일 5분 달리기〉의 마지막 날입니다. 당신의 가슴은 어떤 소리를 내고 있나요? 천복을 따라가기 위해 독자 여러분이 잠시 제쳐두거나, 포기해야 할 것은 무엇인가요?

    천복은 독자 여러분을 어떤 길로 이끌고 있나요?

    다시 돌아오지 않을 오늘 하루,
    나만의 _____을 하시길 바랍니다.

    지난 30일 동안 나를 위한 달리기를 이어 오셨던 것이 삶에 도움이 되는 경험이기를 바랍니다. 앞으로도 나를 위한 달리기를 꾸준히 해 나가시길 진심으로 바랍니다. 그리고 나만의 천복을 따르는 나날이 되기를 바랍니다.

함께해 주셔서 정말 감사했습니다.
김성우 드림

마지막 미션. 달리지 않는 사람과 달리기

마지막 미션은 달리지 않는 사람과 함께 5분 달리는 겁니다. 친구, 가족 혹은 직장 동료도 좋아요. 다만 달리기를 하고 있지 않은 사람이어야 합니다. 그 사람의 달리기의 새로운 시작을 함께해 주고, 이끌어 주는 거죠!

지난 30일 동안 연습하신 마인드풀 러닝의 가장 중요한 점, 코로만 호흡해도 편한 속도로 달리는 것을 잘 설명해 주세요. 그리고 함께 달리는 분의 속도에 맞춰서 5분 혹은 그 이상을 함께 달려 주세요. 달리고 나서 함께 사진도 한 장 찍고, 따뜻하고 달달한 밀크티나 꿀물을 마셔 보세요.

이렇게 함께 달린 후, 〈30일 5분 달리기〉 독자 커뮤니티에 미션 성공을 공유해 주세요.

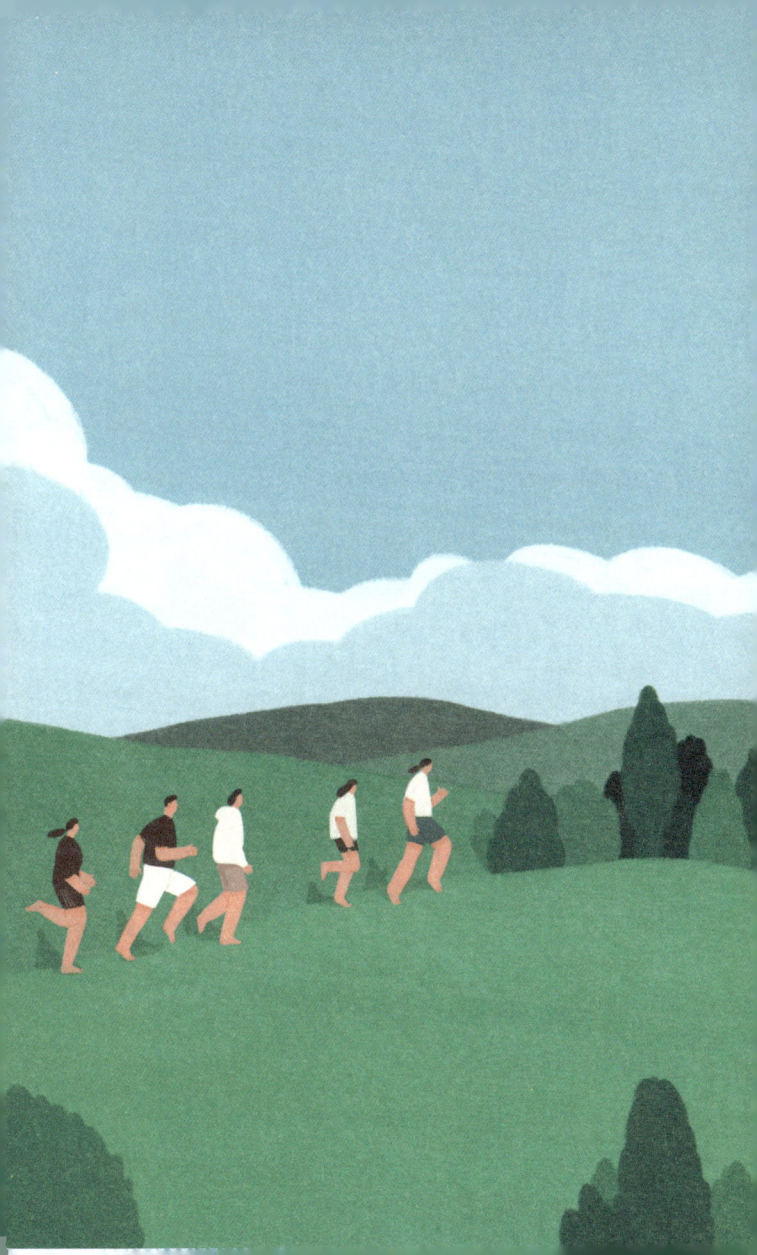

성우 선생님
안녕하세요!

매일 보내 주시는 이야기, 즐겁게 받아보고 있습니다.

Bliss 천복
들려주신 이야기, 몇 번이고 읽었습니다. 나의 인생에
맞이한 Bliss, 무엇이었는지 어떠했는지 생각하며
지냈습니다. 저에게 주어진 Bliss는 사람이라는
마음이 듭니다.

엄마를 만났고
아빠도 만났고
동생을 만났고
친구를 만났고
애인을 만났고
사랑을 만났네

나를 견뎌 주고 아껴 준 사람들, 나의 실수를 덮어 주고
반성으로 이끌어 준 사람들, 넘치게 칭찬해 준 사람들,
나를 만나 준 존재들,

이 존재들이 나를 있게 합니다.

사람
사랑

두 단어는 배필처럼 연결되어 있습니다.

나를 향해 이 존재들이 보내는 무한한 사랑으로 배우고
나는 용기 내어 살아갑니다.
나도 사랑을 주는 사람이 되고 싶어집니다.
내가 줄 수 있는 사랑은 무엇인지 찾아가며 나누고 싶어집니다.

오늘도 사랑받고 사랑 주는 하루이길 바라 봅니다.

사이이다 보냅니다.

사진작가, 사진집 〈사이이다〉를 펴냈다.
인스타그램 @saiida.seoul

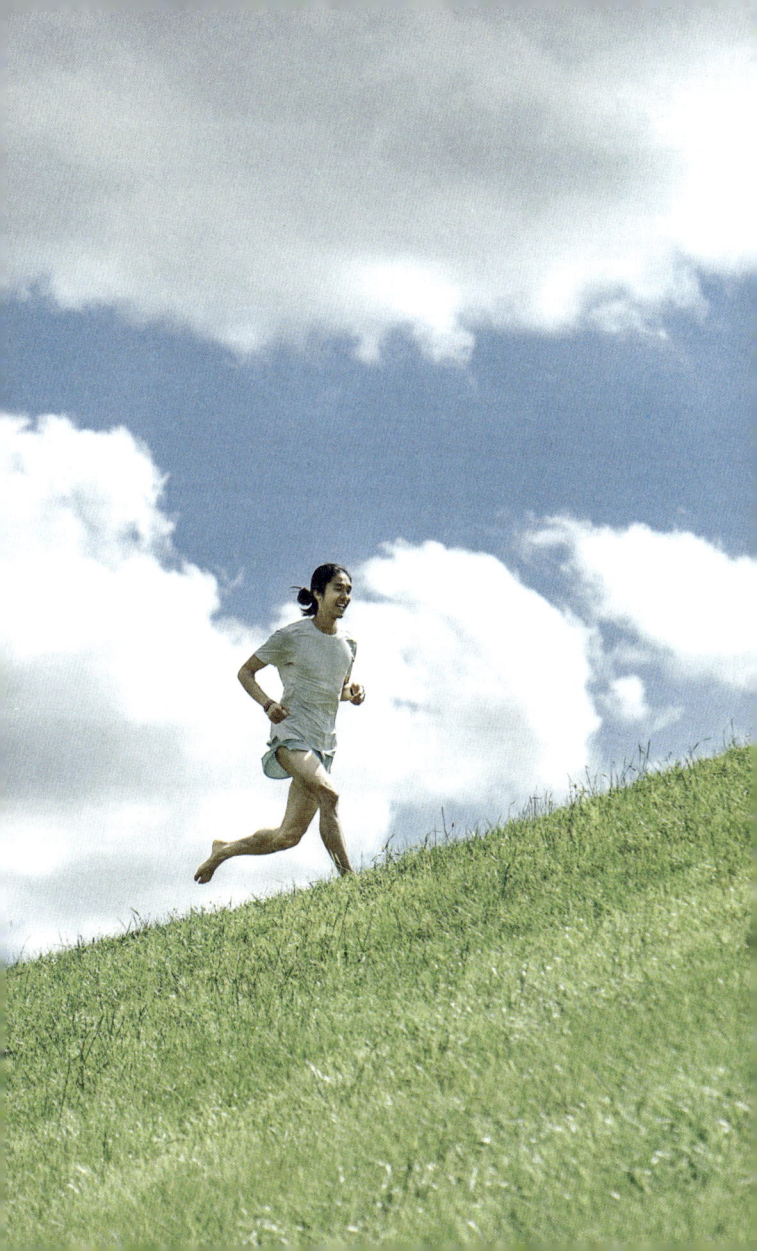

에필로그:
우리가 달릴 날들은 앞으로 많이 남아 있습니다.

별다른 이유 없이, 오래, 천천히 달리며 달리기 그 자체를 만끽하고 싶은 날이 있습니다. 에필로그를 쓰고 있는 오늘이 딱 그런 날이었어요.

최근 늘어난 일들과 책 집필로 낮과 밤이 바뀌어서 오전 11시에 일어난 오늘. 일어나자마자 습관처럼 본 인스타그램에서, 지인들이 어제 저녁에 내린 눈의 풍경을 스토리와 포스트에 담아 공유한 것을 보며, 느낌이 왔습니다. '아 오늘은 오래, 편안하게 달려야겠다.'

따뜻한 차 한 잔을 마시고, 사과를 하나 먹고, 누룽지와 김치로 허기를 달래고, 내일 발송할 이메일 작업을 마무리합니다. 어제 달리기 후 잘 마른 옷들을 입고, 간단한 웜업을 합니다. 밤새 움직이지 않아 굳어 있는 고관절과 어깨, 체간을 함께, 또 분리해서 움직여 봅니다. 그리고 한 발에 체중을 싣고 엉덩이 근육들에 불을 켜는 동작들과 케냐에서 배운 한 발 리듬 점프로 웜업을 마무리합니다.

눈 온 다음 날의 바깥은 적당히 추운, 달리기 딱 좋

은 날이었습니다. 하늘 말고는 모두 하얀 세상은 눈부셨어요. '뽁, 뽁, 뽁' 눈을 밟으며 달려 나가는 소리를 만끽하며 동네를 나와 올림픽공원으로 향합니다. 올림픽공원의 풀밭 위에는 온통 새하얀 눈입니다. 풀밭 위의 눈을 밟으며 즐겁게 달리다가, 눈 내린 한강을 보고 싶어졌습니다.

그렇게 한강으로 가 달리다가 서울숲이 보고 싶어 그리로 가고, 서울숲에서 다시 한강으로 나와 잠실대교를 통해 석촌호수로 돌아와 오늘의 달리기를 마무리했습니다. 방이시장을 출발해 올림픽공원, 그리고 한강을 따라 성수대교. 성수대교를 건너서 서울숲에 가서 노루며 사슴들을 보고, 다시 한강으로 나와 잠실대교를 건너 석촌호수까지. 정확히 어느 정도의 거리를, 어느 속도로 달렸는지는 알 수 없습니다. 오늘 같은 날은 그저 달리기에만 집중하고 싶어서 핸드폰도 집에 두고 왔기 때문이에요.

잠실대교를 건너 오는 길에 큰 전광판 시계는 오후 3시 48분이라고 알려 주었습니다. 집을 나온 게 대략 오후 1시 30분이니, 2시간이 조금 넘는 시간 동안 달리면서 시간을 보냈네요.

집으로 돌아오는 길에는 콤부차 한 병을 사서 마시

면서 수분과 당분을 보충했고, 따뜻이 데워 꿀을 타 먹을 담백한 두유 1리터를 슈퍼에서 샀습니다. 집에 와서 두유 한 컵을 전자렌지에 적당히 데워 꿀을 한 순갈 넣어 봅니다. 달달하고 따뜻한 두유를 마시며, 이 글을 쓰고 있습니다.

시원한 바람을 맞으며 한강을 달릴 때, '아, 달릴 수 있어서 참 좋다.'라는 생각이 들었습니다. '평생, 이렇게 마음먹으면 마음껏 달릴 수 있는 삶은 그 무엇과도 바꿀 수 없겠다.'라는 생각도 들었습니다. 돈으로 환산할 수 없는 나만의 시간, 다른 무엇으로는 얻을 수 없는 평온한 에너지와 충만함을 주는 달리기를 할 수 있다는 건 정말 큰 행운입니다.

달리다 보면, 원하는 만큼 달리지 못해서 서운하고, 원하는 만큼 달리기 실력이 늘지 않아서 아쉽고, 자신한테 실망감이 느껴질 때가 있습니다. 조금 더 빨리, 조금 더 멀리 달리고 싶은 데, 마음만큼 빨라지지 않는 자신이 안타깝기까지 할 때가 있어요.

이러한 마음은 계속 달리기를 이어나가는 동기부여가 되기도 하지만, 서두르게 하고 무리하게 하기도 합니다. 남들과 기록, 속도를 비교하며, 남들로부터 인정받고 싶게 합니다. 마치 달리기를 앞으로 1~2년만 하고 그만둘 것처럼, 단기적인 목표들을 성급하게 좇게 하고, 결국 부상이나 더 큰 실망감만 남기기도 하지요.

여러분도 30일 동안 매일 5분씩 달리면서, 혹은 앞으로 계속 달리기를 이어나가다 보면 이러한 마음을 느낄 때가 분명 옵니다. 서두르지 않고 나만의 리듬으로 나아가는 것이 바보같이 느껴지는 때가 올 거예요.

그럴 때, 꼭 기억해 주세요.

달리기를 통해 얻을 수 있는 소중한 경험과 감정들은 거리, 속도, 기록 같은 숫자로는 환산될 수 없다는 것을. 달리기에서 가장 중요한 것은 더 빨리, 더 멀리 달리는 것이 아니라 내가 더 행복하게, 자유롭게 달리는 것일 수도 있다는 것을. 그리고 앞으로 달릴 날들은 정말 많이 남아 있다는 것을요.

30일 동안 정말 수고 많으셨습니다. 앞으로도 꾸준히 나를 위한 달리기를 이어나가 주세요.

감사합니다.
김성우 드림

```
HB1014
```

30일 5분 달리기
30 days 5 minutes mindful running

1판 5쇄 2025년 6월 20일
1판 1쇄 2021년 9월 15일

김성우 지음, 조용범 편집, 김민정 디자인
배중열 그림 (인스타그램@nabulbae)
쟈코비 사진 (인스타그램@jacoby_1988)

에이치비*프레스 (도서출판 어떤책)
서울시 서대문구 성산로 253-4 402호
전화 02-333-1395 팩스 02-6442-1395
hbpress.editor@gmail.com
hbpress.kr

ISBN 979-11-90314-10-7 12510